特色
疗法

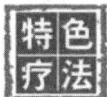

中国传统特色疗法丛书

埋 线 疗 法

MAI XIAN LIAO FA

总主编　常小荣　伦　新

主　编　岳增辉

副主编　张　迪　朱小姗　陈乐乐

编　委（按姓氏笔画排序）

关　闯　许丽超　李朵朵

李　良　肖硕实　何新群

宋　炯　葛君芸　薛　晓

中国医药科技出版社

内 容 提 要

　　本书分为基础知识和临床应用两大部分。基础知识部分重点介绍了穴位埋线疗法的源流和发展、治疗原理、特点、注意事项等。临床应用部分详细介绍了运用穴位埋线疗法治疗内、外、妇、皮肤、五官科疾病的具体方法。本书内容简洁，辨证分型、随证取穴，一目了然。不仅适合从事针灸临床的医务工作者，而且适合中医针灸爱好者。

图书在版编目（CIP）数据

　　埋线疗法/岳增辉主编 . —北京：中国医药科技出版社，2012.9（2024.9重印）

　　（中国传统特色疗法丛书/常小荣，伦新主编）

　　ISBN 978 - 7 - 5067 - 5470 - 5

　　Ⅰ. ①埋…　Ⅱ. ①岳…　Ⅲ. ①埋线疗法　Ⅳ. ①R244. 8

　　中国版本图书馆 CIP 数据核字（2012）第 073180 号

美术编辑　陈君杞
版式设计　郭小平

出版　　中国医药科技出版社
地址　　北京市海淀区文慧园北路甲 22 号
邮编　　100082
电话　　发行：010 - 62227427　邮购：010 - 62236938
网址　　www. cmstp. com
规格　　958 × 650mm ⅟₁₆
印张　　9 ¼
字数　　123 千字
版次　　2012 年 9 月第 1 版
印次　　2024 年 9 月第 7 次印刷
印刷　　大厂回族自治县彩虹印刷有限公司
经销　　全国各地新华书店
书号　　ISBN 978 - 7 - 5067 - 5470 - 5
定价　　**19. 00 元**

本社图书如存在印装质量问题请与本社联系调换

弘扬传统
融汇新知 书贺

中国传统疗法丛书出版

陈可冀
二〇二二年初夏

总　序

　　中国传统特色疗法两千多年前已形成了较完整的理论体系，以后历经各代医家的不断补充和完善，在中华民族的繁衍过程中具有重要的医疗和保健价值。随着现代科技的日新月异，这门传统学科也在不断地吸收着新知识，丰富自身的理论，以求得更大的发展。尤其是近几年来，针灸学已经作为中医学的代表学科，首先走出国门，为世界上大部分国家和地区所接受，成为世界医学的组成部分。

　　本丛书共分 19 册，包括《体针疗法》、《头针疗法》、《耳针疗法》、《埋线疗法》、《水针疗法》、《电针疗法》、《皮肤针疗法》、《腕踝针疗法》、《刮痧疗法》、《艾灸疗法》、《子午流注针法》、《壮医点灸疗法》、《挑针疗法》、《火针疗法》、《微针疗法》、《蜂针疗法》、《穴位贴敷疗法》、《拔罐疗法》、《刺血疗法》。每册书均分两部分，第一部分为基础知识，系统介绍各种疗法的历史源流、作用机制、疗法特点、应用范围、治疗部位、操作方法、注意事项及异常情况防治等；第二部分为临床应用，均以临床的内、外、妇、儿、五官、皮肤、骨伤等科分类，每论一方一法即治一病，按病因病机、辨证、方法、按语等逐项叙述，均采用图表与文字相结合的体裁，条目并然，明晰易懂，易学易做，融科学性、知识性、实用性为一体，适合于中医临床各科医生、基层医务工作者、医学院校师生、中医药爱好者及城乡广大群众阅读。本套丛书所述疗法，有承袭先贤之经验，也有作者长期临证之自得，融古今疗法与现代保健知识于一体，用之得当，效如桴鼓。

　　本丛书以"普及医疗，方便患者"为宗旨，力图从简、便、廉、验四个方面，以简明通俗的语言、丰富翔实的内容，向读者展现中医药简便疗法的特色。所谓"简",即方法简而易,易操作,易掌握;所谓"便",即取法方便,患者乐于接受;所谓"廉",即治疗价格较低,患者可以接受;所谓"验",即用药取法均符合中医中药基本理论和医疗保健的基本原理,组方合理,药量准确,方法可靠,疗效明显。

几千年来,中医学对中华民族的健康繁荣起到了重要作用,殷切希望中国传统特色疗法能为世界人民的健康、幸福做出更大的贝献。

石学敏

2012 年 2 月

前　言

　　埋线疗法是把羊肠线埋植在相应穴位中，利用其对穴位的持续性刺激作用来治疗疾病的一种方法。该疗法自 20 世纪 60 年代问世以来，经过许多医学同仁的临床实践，积累了大量的经验，使之成为针灸疗法的一个独立的分支，显示了它的巨大潜力。

　　本书对埋线疗法的源流与发展、治疗原理、作用和特点、取穴特点和配穴方法等作了系统介绍，并对埋线的操作方法、适应证、禁忌证、常用穴位作了详尽的介绍，重点介绍了内、外、妇、皮肤、五官科疾病的治疗方法。每一疾病按概述、病因病机、辨证、治疗、医案医话等内容详尽介绍。

　　本书力求集科学性、实用性、可行性于一体，注重临床实践。但由于编者水平及条件有限，时间短促，挂一漏万，书中缺点和错误在所难免，尚祈同道不吝斧正。

编　者
2012 年 2 月

目 录

第一章　基础知识 ………………………………………… （1）

　第一节　概述 …………………………………………… （1）

　　一、源流与发展 ……………………………………… （1）

　　二、埋线疗法的治疗原理 …………………………… （3）

　　三、穴位埋线的特点和作用 ………………………… （6）

　　四、取穴特点和配穴方法 …………………………… （9）

　　五、埋线疗法的适应证和禁忌证 …………………… （12）

　　六、埋线疗法的注意事项 …………………………… （13）

　第二节　埋线常用方法 ……………………………… （13）

　　一、原料及器材 ……………………………………… （13）

　　二、体位选择 ………………………………………… （15）

　　三、操作 ……………………………………………… （16）

　　四、术后反应及处理 ………………………………… （22）

　　五、异常情况的处理及预防 ………………………… （23）

第二章　临床应用 ……………………………………… （25）

　第一节　内科病证 …………………………………… （25）

　　一、痹证 ……………………………………………… （25）

　　二、腰痛 ……………………………………………… （27）

　　三、坐骨神经痛 ……………………………………… （29）

　　四、痿证 ……………………………………………… （30）

　　五、中风 ……………………………………………… （32）

　　六、面瘫 ……………………………………………… （35）

　　七、三叉神经痛 ……………………………………… （37）

　　八、头痛 ……………………………………………… （38）

　　九、眩晕 ……………………………………………… （40）

　　十、原发性高血压 …………………………………… （41）

十一、胃痛 ································· (43)

十二、胃下垂 ····························· (45)

十三、呕吐 ································· (47)

十四、呃逆 ································· (49)

十五、腹痛 ································· (50)

十六、泄泻 ································· (51)

十七、痢疾 ································· (53)

十八、便秘 ································· (55)

十九、胁痛 ································· (56)

二十、心悸 ································· (58)

二十一、失眠 ····························· (60)

二十二、癫病 ····························· (62)

二十三、狂病 ····························· (63)

二十四、痫病 ····························· (64)

二十五、癔症 ····························· (66)

二十六、咳嗽 ····························· (67)

二十七、哮喘 ····························· (70)

二十八、黄疸 ····························· (72)

二十九、水肿 ····························· (73)

三十、癃闭 ································· (75)

三十一、淋证 ····························· (76)

三十二、遗精 ····························· (79)

三十三、阳痿 ····························· (80)

三十四、糖尿病 ··························· (82)

三十五、瘿病 ····························· (84)

第二节 妇科病证 ··························· (86)

一、月经不调 ····························· (86)

二、痛经 ································· (88)

三、闭经 ································· (89)

四、崩漏 ································· (91)

五、带下病 ······························· (92)

六、盆腔炎 ······························· (93)

七、子宫脱垂 ····························· (95)

八、不孕症 …………………………………………………（96）
第三节　骨科病证 …………………………………………（98）
　一、扭伤 ……………………………………………………（98）
　二、颈椎病 …………………………………………………（99）
　三、肩关节周围炎 ……………………………………（101）
　四、网球肘 …………………………………………………（102）
　五、腱鞘囊肿 ……………………………………………（103）
　六、足跟痛 …………………………………………………（104）
第四节　外科病证 ………………………………………（105）
　一、血栓闭塞性脉管炎 ……………………………（105）
　二、痔疮 ……………………………………………………（107）
　三、脱肛 ……………………………………………………（108）
第五节　皮外科病证 ……………………………………（109）
　一、湿疹 ……………………………………………………（109）
　二、荨麻疹 …………………………………………………（111）
　三、神经性皮炎 …………………………………………（112）
　四、白癜风 …………………………………………………（114）
　五、前列腺炎 ……………………………………………（116）
　六、泌尿系结石 …………………………………………（117）
第六节　五官科病证 ……………………………………（118）
　一、目赤肿痛 ……………………………………………（118）
　二、眼睑下垂 ……………………………………………（120）
　三、近视 ……………………………………………………（121）
　四、青光眼 …………………………………………………（122）
　五、视神经萎缩 …………………………………………（123）
　六、视网膜色素变性 …………………………………（125）
　七、中耳炎 …………………………………………………（126）
　八、耳鸣、耳聋 …………………………………………（128）
　九、鼻炎 ……………………………………………………（129）
　十、牙痛 ……………………………………………………（131）
　十一、咽喉肿痛 …………………………………………（132）

第一章 >>>
基础知识

第一节 概 述

一、源流与发展

穴位埋线疗法是一种新兴的穴位刺激疗法，是针灸疗法在临床上的延伸发展，也是中西医相结合的丰硕成果。埋线疗法是针灸学的一个重要分支。无论从理论，还是从实践方面都与针灸学有着密切的关系。所以说它是从针灸学沿革而来。

我国针灸起源很早，据史料记载和推测，在尚无文字的石器时代，人类可能在与大自然搏斗中造成创伤或患了疾病时，由于有意或无意在身体某处挤抓按压，使疾病症状转轻或消失，从而逐渐理解和认识到刺激可治病。发明火以后，人类发觉吃熟食可减少胃肠疾病的发生，逐渐发现火与热可以治病，进而认识到灸可以治病。历代文献记载，远古时候的人类常以砭石医治病患。《山海经》说："高氏之山，其上多玉，其下多砭石。"后汉许慎《说文解字》云："砭以石刺病也。"由此可见，很早以前的石器时代就具备了针灸学的雏形并用于临床治疗之中。

1963 年在内蒙古多伦旗头道洼发现新石器时代遗址出土的砭石，有切割痈疡和针刺的两种用途。1972 年在河南省新郑县郑韩故城遗址出土了战国以前的砭石，其形状具有锋针和圆针的作用。同年，在长沙马王堆汉墓中也发现出土了有关针具。1974 年在云南省的一座故大理国塔基内发现一枚长 4.7cm 的石镞（砭石），并和许多中草药包在一起。1978 年在内蒙古达拉特旗树林公社，首次发现一枚战国到西汉时期的青铜针，其形状与头道洼出土的砭石几乎完全一致。1968 年在河北省满城县西汉中山靖王刘胜墓出土了四根金针，尚有刻"医工"二字的铜盆及其他医疗器具。最早的医学文献《内经》中记述"……余欲勿使被毒药，无用砭石，欲以微针通其经脉，调其气血……令可传于后世"。说明当时已发明了许多形状和种类的针具，金属针刺用具取代了原始的砭石。这是在针刺器具和医治方法上的又一大突破性进展。

在其临床经验和理论的记载方面，最早是《内经》、《难经》。晋代皇甫谧总结了秦汉、三国以来针灸学的成就，结合自己的实践经验著书《针灸甲乙经》，是现存最早的针灸专著，对后世针灸学发展有较大影响。唐代的太医署内将针科立为独立的一科。宋代医官王惟一整理了前人有关针灸学的著述和经验，结合自己临床经验写成《铜人腧穴针灸图经》，刻有经络循行路线和穴位名称，作为教学、考试之用，对针灸学的发展颇有贡献。宋元间出现了子午流注针法，主要依据不同的时间选择不同的穴位，达到治疗目的。元代著名针灸家滑寿撰《十四经发挥》，对十四经分别作了进一步的说明。现称的"十四经"就是从那时定名的。明代杨继洲汇集历代针师的学术成就，结合自己的丰富经验写成了《针灸大成》，三百多年来一直是针灸学的重要参考书。

1949 年以来的 40 余年，伴随自然科学的高度发展和进步，医学界对针灸学术的重视和发展，远远超过了历史上任何朝代和时期，分别成立了针灸研究机构，对针灸的历史、文献、临床治疗及其治疗机制进行了广泛深入的研究，同时又发明创造了许多新的施用方法，使得针灸这个学术领域又分化出许多新的分支，如针灸医学、经络学、腧穴学、经络腧穴诊断学、刺灸学、针灸处方学、针灸治疗学、针刺麻醉学、实验针灸学、微刺系统针灸学等；术法有头针、眼针、手针、足针、腕踝针、水针、电针、温针、梅花针、皮内针、挑治、割治、刺淋巴结疗法、激光针、红外线和紫外线穴位照射、穴位超声波疗法、穴位微波刺激疗法、穴位磁疗、穴位贴敷疗法。这些治疗方法的共同点，就是利用医疗器具对人体的经络穴位施以刺激，从而消除病理因素，治愈疾病。但是，临床上对一些顽固的慢性疾病，单纯采用针刺等一般方法，产生的效果不太理想，疗效不太巩固，疗程也较长，故又产生了留针和埋针的方法来加强感应，延长刺激时间，以巩固和提高疗效，达到彻底治愈疾病的目的。但慢性病常缠绵难愈，留针和埋针有时也难以治愈。

20 世纪 60 年代初，产生了穴位埋藏疗法，埋藏的物品种类很多，如动物组织（羊、鸡、兔的肾上腺、脑垂体、脂肪等）、药物、钢圈、磁块等。目的除利用动物组织及药物内含的有效成分外，主要是为了延长对经络穴位的刺激时间，以起到穴位刺激的续效作用，这就弥补了一般治疗方法刺激时间短、疗效不持久，疾病愈后不易巩固的缺点。与其他埋藏疗法相比，埋线疗法具备许多特有的优点。其他埋藏疗法往往材料来源窄，不易消毒和保存，操作复杂，反应较重，有的埋入物如钢圈等需再次手术取出；而羊肠线来源广（各地医院及医药公司均有成品），消毒容易（本身就浸泡在消毒液内），操作简便（随针刺入即可），反应相对较轻，术后身体对羊肠线可自行吸收，而且羊肠线本身为动物组织加工而成，既保持了动物组织异性蛋白的特性，又具有一定的硬度，兼具动物组织和钢圈等其他埋藏物的优点，提高了疗效。故穴位埋线疗法一经产生，便脱颖而出，独树一帜，成为针灸疗法的一个独立的分支。

近 40 年来，经过许多医务工作者的临床实践，积累了大量的经验，使穴位埋线疗法的应用范围不断扩大，内容涉及内、外、妇、儿、五官、皮肤等各科，治疗疾病达百余种，有效率达到了 56% ~ 100%，平均 85% 以上。

二、埋线疗法的治疗原理

穴位埋线疗法是经络理论与物理医学相结合的产物，它通过羊肠线在穴内的生理物理作用和生物化学变化，将其刺激信息和能量经经络传入体内，以"疏其气血"，"令其条达"而治疗疾病。综观本法的整个操作过程，实际上包含了穴位封闭、针刺、刺血、机体组织损伤后的修复、留针（埋针）等多种刺激效应。所以，穴位埋线疗法实际上是一种融多种疗法、多种效应于一体的复合性治疗方法。

（一）穴位封闭效应

埋线伊始，首先进行局部麻醉，其作用部位在于皮肤，皮肤是十二经脉在皮肤的分区，皮肤通过经络沟通和联系脏腑，它们之间可以相互影响，故局部麻醉产生刺激冲动通过皮部 - 孙脉 - 络脉和经脉对脏腑产生影响，起到调整脏腑的虚实、平衡阴阳、调和气血的作用。局部麻醉是对中枢与末梢神经的一种综合作用，在整个过程中，有三个阶段的不同变化与效应。

（1）针刺入皮内及注射药物时产生的疼痛信号传到相应节段脊髓后角，抑制了相同节段所支配内脏器官的病理信号传递，并使相应内脏得到调整。

（2）注药后 1～3 分钟即可选择性地阻断末梢神经及神经干冲动的传导，使患病部位对穴位及中枢神经产生的劣性刺激传导受阻，从而使神经系统获得休息和修复的机会，逐渐恢复正常功能活动。

（3）局部麻醉后期，穴位局部血管可轻度扩张，促使血液循环及淋巴回流，使局部新陈代谢正常化，改善其营养状况。这些变化产生的特殊刺激经过经络及神经－体液反作用于相应患病部位，使之也得到改善和调整。

（二）针刺效应

穴位埋线作为一种穴位刺激疗法，同样可起到针刺效应以治疗疾病。埋线时，需用针具刺入穴内埋入羊肠线，此时即可产生酸胀感觉，由于埋线针具较毫针更粗大，其刺激感应也更强烈，这与针刺产生的针感及传导是一致的，它通过经络作用于机体，起到协调脏腑，调和气血，疏通经络的作用。

（三）刺血效应

刺血疗法是用针具刺破络脉，放出少量血液以治疗疾病的一种方法。埋线时往往会刺破血络，致针眼有少量出血或渗血，这就产生了刺血效应，可以改善微循环，缓解血管痉挛，从而改善局部组织缺血缺氧状态，进而调动人体的免疫功能，激发体内的防御机制。因此埋线操作时的刺血效应，可以调整人体脏腑、经络及气血功能。

（四）穴位处机体组织损伤的后作用效应

埋线针刺入穴内后，会使局部组织受到一定程度的损伤，受损组织细胞释出的某些化学因子可造成无菌性炎症反应，使穴位局部组织发生一系列生理变化，如血管扩张、代谢增强等，为损伤的修复创造条件。根据生物泛控制原理，通过神经将损伤穴位需要修复或调整的信息传到神经中枢，激发体内特定的生化物质组合，产生一种特有的泛作用，并通过体液循环在体内广泛分布。

由于埋线选取的穴位与患病部位生物学特性相似程度较大，属于一个同类集，所以，当泛作用在修复或调整受损穴位时，患病部位就同时被修复和调整，从而使疾病得到治疗。

由于埋线时局部组织的损伤及修复过程较长，其积蓄的作用也较持久，所以其针刺效应和修复时的泛作用得以维持较长时间，使疾病部位得到更完善的调整和修复。

（五）留针及埋针效应

在针灸治疗实践中，留针及埋针对提高疗效有重要作用，而埋线后，羊肠线在体内软化、分解、液化及吸收的过程，对穴位产生的生理物理及生物化学刺激可长达 20 天至 4 个月（持续时间与羊肠线粗细成正比），其刺激感应维持时间是任何留针和埋针法所不能比拟的，从而弥补了针刺时间短而易复发及就诊次数多等缺点，使疾病在较长时间里依靠这种良性刺激不断得到调整和修复，故能起到比留针和埋针更好的疗效。

（六）组织疗法效应

羊肠线是羊的肠衣加工制做而成，为异体组织蛋白，将其埋植于人体内，有如异种移植，可使人体淋巴细胞致敏，其细胞又配合体液中的抗体、巨噬细胞等反过来破坏、分解、液化羊肠线，使之变为多肽、氨基酸等，最后被吞噬吸收，同时产生多种淋巴因子。这些抗原刺激物对穴位产生的物理及生物化学刺激，使局部组织发炎，甚至出现全身反应，从而提高人体的应激能力，激发人体免疫功能，调节身体有关脏腑器官功能，使活动趋于平衡，因而具有类似组织疗法的作用。

综上所述，穴位埋线疗法治疗疾病的过程，初为机械刺激，后为生物学和化学刺激，具有短期速效和长期继效两种作用方式。局部麻醉时产生的穴位封闭效应、针具刺激产生的针刺效应和埋线时渗血起的刺血效应，是短期速效作用；埋线时穴位处机体组织损伤的后作用效应，肠线在体内特殊的留针和埋针效应及其组织疗法效应，又可起到长期续效作用。

这多种刺激方式融为一体，相得益彰，同时发挥作用，形成一种快速、持久而柔和的非特异性刺激冲动，一部分经传入神经传到相应节段的脊髓后角后，内传脏腑起调节作用；另一部分经脊髓后角上传大脑皮层，加强了中枢对病理刺激传入兴奋的干扰、抑制和替代，再通过神经－体液的调节来调整脏器功能状态，促进机体代谢，提高其免疫能力，使疾病达到愈合的目的。

有人曾对埋线患者进行免疫球蛋白测定，发现凡治愈好转的患者，免疫球蛋白偏低者升高，过高者降低，均调节至正常值左右。说明穴位埋线疗法不仅能提高免疫功能，并有良好的双向调节作用，从而促进疾病的康复。

三、穴位埋线的特点和作用

穴位埋线疗法是一种新兴的穴位刺激疗法，它在性质、选穴、操作等方面都具有各自的特点，也具有独特的作用。

（一）埋线疗法的特点

1. 以线代针，效集多法

穴位埋线疗法是在针灸学理论基础上产生的一种穴位刺激疗法，它源于针刺疗法，却用羊肠线来代替银针，以长时间刺激穴位，产生疗效。它的整个操作过程，实际上包括了穴位封闭疗法、针刺疗法、刺血疗法、组织疗法，同时也包含了留针、埋针效应，这多种方法和效应集中起来，形成了穴位埋线这个独特的疗法，显示了它独特的治疗作用和效果。故穴位埋线疗法实际上是一种融多种疗法、多种效应于一体的复合性治疗方法。

2. 刺激持久，祛顽疗痼

穴位埋线疗法以线代针，埋入穴内，慢慢软化、分解、液化、吸收，对穴位产生一种柔和而持久的刺激。一般说来，由于羊肠线刺激平和，信息冲动平稳而弱，对大脑皮层里的病理信息干扰和抑制力量不足，但如果埋线时施以捻、转、提、插等针刺手法也能迅速产生作用，对慢性疾病更显示了良好的效果。羊肠线对穴位的刺激和局部组织损伤的修复过程较长，积蓄的后作用较持久，可达3个月以上，使患病部位在较长时间里依靠这种良性刺激不断得到调整和修复。因此，临床对急、慢性疾病甚至对一些痼疾运用本法治疗，往往取得满意疗效。

3. 精确选穴，多用透穴

临床往往选取经过长期实践总结出来的有效穴位，进行埋线，每次少则1穴，多则2、3穴。因为穴位埋线治疗次数少，间隔时间长，不可能像针刺一样，今日刺此穴乏效，明日又取他穴。它要求一旦找准效穴，将羊肠线埋入，其刺激信息源源不已，经穴位、经络，到达病所，一举取效。这样不仅减少患者手术之苦，且可使处方效专力宏，避免选穴过多，刺激信息过杂，在大脑皮层形成互相干扰，反不能抑制病理信息，甚至可能导致机体功能失常，徒增患者痛苦。

为了既减少取穴，又能使功能相似的穴位共同发挥作用，穴位埋线疗法在操作上也适当选择一些透穴。若一针透双穴，则可并双穴之力同时发挥作用；若一针透双经，则可有"从阴引阳、从阳引阴"作用，如治疗胃病，选用胃俞透脾俞，中脘透上脘等，可以取得较好的疗效。

4. 精用组穴，交替调息

穴位埋线疗法是一种手术性治疗方法，术后不可能在数天内局部完全复原，为了在短期内对疾病加强治疗作用，往往在辨证取穴基础上，对有效穴位进行组合，分成 2 ~ 3 组，交替使用，这样就可缩短每次治疗间隔时间，以维护较强的刺激效应，且使穴位有调息之机，避免穴位产生耐受性而乏效。

5. 注重敏感穴，多选特定穴

所谓"有诸内必形诸外"，敏感穴位是机体疾病通过经络在体表上的反应点，为邪气在经脉中聚会搏结之所，能较准确地反应疾病情况。在这些穴位进行埋线治疗，常有较高疗效。临床观察表明，患者患病部位、种类、性质、程度不同，敏感穴情况也会发生变化，如慢性胃炎多在胃俞、足三里，而气管炎多在天突、肺俞产生敏感反应；疾病虚实寒热不同，其反应有压痛、结节、条索状物、麻木、凹陷之别，疾病轻重程度不同，其敏感度亦有轻重之差。有针对性地选取最能反映病情变化的敏感穴位进行治疗，其客观性、科学性、针对性更强，也更符合辨证施治原则。

特定穴是十四经中容易出现敏感反应的穴位，有关资料经对 500 例患者观察，在背俞穴有反应者占 80%，在募穴有反应者占 72.4%，其他特定穴出现敏感反应的也较多，如腑病多在其下合穴出现反应，脏病多在其原穴出现反应，痛证在其相应郄穴出现反应。可见，特定穴确为邪气在经脉中聚会搏结之所，从而在十四经中具有各种特殊治疗作用。所以穴位埋线疗法将它和敏感穴位放在很重要的位置上，常常在临床上使用，具有很好疗效。

6. 诊次稀疏，操作简便

穴位埋线疗法一般多在 7 ~ 30 天埋线 1 次，3 次为 1 疗程，有些疾病甚至只需 1 次治疗，即可痊愈，故诊疗次数较少而稀疏。避免了患者每天诊治耽误时间的缺点，而且每次治疗时间少则数分钟，多则 10 多分钟即可完成，尤其适合于工作繁忙、不能经常就诊者。

（二）埋线疗法的作用

穴位埋线疗法是一种具有综合效应的穴位刺激疗法，它的治疗作用比较复杂。概而言之，主要作用有协调脏腑、平衡阴阳，疏通经络，调和气血和补虚泻实、扶正祛邪、调整免疫等。

1. 协调脏腑，平衡阴阳

穴位埋线疗法具有良性的双向调节功能，对各个脏腑阴阳都有调整、修复和平衡的作用。它不但可以控制临床症状，并能促使病理变化恢复正常。据观察，在足三里、中脘穴埋线，不加用任何手法。结果发现，胃肠蠕动强者减弱，蠕动弱者加强；在上巨虚、天枢埋线，对肠蠕动过慢所致的便秘和肠蠕动亢进所致的腹泻均有疗效。

产生这种作用的原因，一是穴位埋线疗法本身是一种复合性治疗方法，刺激方式和效应呈多样化，对脏腑功能的调节呈多向性；二是埋线初期刺激强而短暂，后期刺激柔和而持久，对疾病有平衡协调的作用。埋线的整个过程刚柔相济，形成了一种复杂的刺激信息，通过经络的输入，作用于人体，导致功能亢进者受到抑制，衰弱者产生兴奋，起到调整人体脏腑功能，纠正阴阳的偏胜或偏衰的作用，使之恢复相对平衡，即"阴平阳秘"的状态。

2. 疏通经络，调和气血

穴位埋线疗法亦具有疏通经络、调和气血的作用，这主要依靠其所具有的针刺效应。埋线用的针具针体粗大，刺激性强，对许多由于经脉不通的疾病，特别是痛证有良好的效果。它能转移或抑制与疼痛有关的"神"的活动，使"经气"通畅而达镇静止痛的效果。故本法可通过疏通经络中壅滞的气血，使气血调和，经络通利，气滞血瘀的病理变化得以恢复正常。

3. 补虚泻实，扶正祛邪，调整免疫

穴位埋线疗法的补虚泻实作用，是与其短期速效和长期续效的特点分不开的。其前期的穴位封闭效应、针刺效应和刺血效应，具有较强的刺激性，往往对实邪造成的病理信息具有强烈的抑制、排除、取代作用，这实际上就起到了对病邪的"泻"的作用。埋线后期的组织损伤的后作用效应、留针及埋针效应、组织疗法效应的刺

激则较和缓，一般具有兴奋作用，对身体功能减退、免疫力降低者有一定效果。据测定，埋线疗法对免疫球蛋白偏低的患者有升高的作用，说明其具有提高免疫功能，补虚扶正的作用。另外，操作时我们还可以因势利导，对实证者加强刺激，对虚证者则尽量减少刺激量，这样疗效将更好。

综上所述，穴位埋线疗法对机体具有三大作用，这些作用是相互关联而不是孤立的，它临床治病的疗效是通过穴位埋线对机体的诸多效应和作用来实现的，其作用方式是双向的功能调整，调整的结果是提高了机体的抗病力，消除了病理因素，从而使人体恢复正常功能。

四、取穴特点和配穴方法

（一）取穴特点

选取穴位是穴位埋线疗法治疗疾病的基础，它是在经络学说和现代医学理论有机结合下进行的，与疗效的好坏有着十分密切的关系。它要求临证时应根据患者实际情况作出比较分析，在辨证原则指导下，掌握主证，分清标本缓急选择有效治疗部位或穴位进行治疗。临床上，穴位埋线疗法的取穴特点一般有：辨证取穴，循经取穴，局部取穴，经验取穴，按敏感反应取穴，按特定穴取穴和神经节段说取穴。

1. 辨证取穴

辨证取穴一般分两种，一是按症状取穴，属治标范畴，如退热取大椎，平喘取鱼际；二是根据症状寻找病因病机，再按病因病机取穴，属于治本范畴，如哮喘之病机为肾不纳气时选肾俞、关元埋线以益肾纳气；咳嗽痰多时，据"脾为生痰之源，肺为贮痰之器"，取脾胃经的阴陵泉、丰隆以健脾利湿化痰。临床取穴可根据病情的标本缓急，适当采用本法。

2. 循经取穴

就是某一经脉发生病变，就在病变所属的经络上取穴治疗。《针灸聚英·四总穴歌》曰："肚腹三里留，腰背委中求，头项寻列缺，面口合谷收。"即形象地说明了循经取穴的方法。循经取穴临床上亦分为两类，一是选取经过病变部位经脉的穴位，即"经脉所过，主治所及"。如腰痛选委中埋线，因委中所在膀胱经正经过腰部，二是根据辨证明确病变脏腑所属何经，即选择此经穴位埋线。如气喘属肺脏疾病，可取肺经尺泽埋线治之。前者为狭义的循经取穴，后者为广义的循经取穴，这是针灸治病选穴的基本规律，也是穴位埋线疗法取穴的一个重要方法。

3. 局部取穴

局部取穴即在受病的脏腑、五官、肢体的部位，就近选取穴位进行埋线，这是本疗法的一个主要取穴方法，它是根据每一腧穴都能治疗所在部位的局部和邻近部位的疾病的特性确定的。穴位埋线疗法对这种取穴方法应用较广，就近调整受病经络、器官、脏腑的阴阳气血，使之平衡。如胃痛取中脘，腰痛取肾俞等。

4. 经验取穴

经验取穴就是选取根据长期临床实践摸索出来的对某些疾病有特殊疗效的穴位，临床遇此病此症，即取此方此穴。穴位埋线疗法的埋植部位与疗效关系甚大，所取腧穴均是通过长期临床实践，不断总结经验，找出的效穴或有效部位，这样，在短期速效的基础上，加上羊肠线的长期持久的刺激，以巩固和提高疗效。

5. 按敏感反应取穴

按敏感反应取穴即是选取疾病反应在体表的敏感穴位进行埋线，根据体表、内脏的经络关联特性，以临床症状为线索，在经络按诊的基础上，依据经络的异常，来判断病在何脏、何经、反应在何穴，才能有的放矢。通过埋线刺激敏感穴位以反作用于相关病所，来调整经络和脏腑，达到治疗目的。

6. 按特定穴取穴

特定穴是指十四经中具有特殊治疗作用的穴位，由于它们紧密地和脏腑、经络"上下、内外相应"，有其特殊的治疗功能，故临床上经常应用。穴位埋线疗法临床上最常用的是俞穴、募穴，这是因为俞募穴是脏腑之气输注汇集于背胸腹部的穴位，故俞募穴的应用在穴位埋线疗法中占有较重要的位置。其次还有八会穴、郄穴、原穴、络穴、下合穴、八脉交会穴及部分五输穴，临床上常根据它们特有的功能选穴，为取穴方法中的一个重要内容。

7. 按神经节段说取穴

按神经节段取穴，就是按照神经学说，依脊神经及其形成的神经丛、神经干分布区域，选取相应节段的穴位和某些分布在躯干神经干通路上的穴位来埋线。有人曾具体研究了 324 穴 0.5cm 针周范围内的神经分布，结果发现 323 穴均有脑或脊神经支配，且与相关脏器神经同属一脊髓节段，或在该内脏所属神经节段的范围内，就连表里两经穴位的支配神经也基本隶属同一神经节段，十二经脉的四肢穴位也通过周围神经到达相应脊髓节段与交感神经相连。如选胃俞、中脘治胃病，按坐骨神经走行取穴治疗坐骨神经痛均属此法。

以上取穴特点，都是建立在辨证基础上的，临床上既可单独使用，也可配合使用，实际上，许多单项取穴方法已经包括了各种方法。

如治疗胃病，选用脾俞透胃俞，中脘透上脘，足三里透上巨虚，就是从按特定穴取穴为主，同时也含有其他取穴方法的成分。临床上可根据疾病情况选用具体取穴方法。

（二）配穴方法

配穴方法，是根据取穴原则和经穴主治纲要，选取治疗各种不同病证的，而且具有协调作用的 2 个以上的穴位配合成方，用以治疗疾病。

1. 远近配穴法

它是根据"经脉所过"的理论精神，在病变的局部，邻近和远端选取穴位配成处方，是临床上常用的配穴方法。

例如鼻疾取迎香、印堂是近取法，取合谷等是远取法；胃痛取中脘、胃俞等是近取法，取内关、足三里、公孙等是远取法，等等。

2. 上下配穴法

上，指上肢和腰部以上，下，指下肢和腰部以下。用上部穴位与下部穴位配合使用，即是上下配穴法，《灵枢·终始》中说："病在上者，下取之；病在下者，高取之；病在头者，取之足。"上下配穴法在临床上应用最广，例如心悸、失眠，上肢取神门，下肢配三阴交；咽喉痛、牙痛，上肢取合谷，下肢取内庭；胃痛，上肢取内关，下肢取足三里，等等。

3. 俞募配穴法

五脏六腑各有其俞穴和募穴，俞穴在背腰，属阳，募穴在胸腹，属阴。俞募相配，即阴阳相调之意。

所以俞募相配适应于治疗脏腑病证。例如肝病，俞穴取肝俞，募穴取期门；胃痛取俞穴胃俞，募穴中脘等。

4. 左右配穴法

这是以经络循行交叉的特点为依据的配穴方法，《内经》中的"缪刺"，"巨刺"，就是左右配穴的应用。此法多用于头面部疾病。例如左侧面瘫取右侧的合谷，右侧面瘫取左侧合谷等。

此外，治疗中风、偏瘫据不同时期取健侧或患健侧同取也为左右配穴法。

5. 表里取穴法

本法是以脏腑、经脉的阴阳表里关系为配穴依据。即某脏腑经脉有病，专取其表里经腧穴组成处方施治。在临床上既可单取其表经腧穴，也可单取里经腧穴，或表里经腧穴配合应用。

例如大肠经与肺经相表里，选用合谷与太渊相配，治疗肺脏疾病；胃经与脾经相表里，选用足三里与公孙相配治疗胃肠病，等等。

以上配穴法，其目的都是为了形成一种远近、上下、前后、左右的相互呼应的阵势，交通阴阳，沟通各经气血，来达到协调脏腑气血阴阳以治疗疾病的目的，临床应用时可酌情选用。

五、埋线疗法的适应证和禁忌证

（一）适应证

（1）各种疼痛性疾病：神经性疼痛，如头痛、偏头痛、三叉神经痛、肋间神经痛、带状疱疹、坐骨神经痛，以及急慢性腰背肌肉劳损所致的疼痛等。

（2）各种功能紊乱性疾病：眩晕、舞蹈病、心律不齐、原发性高血压、多汗、胃肠功能紊乱、神经衰弱、失眠、功能性子宫出血、月经失调、阳痿、遗精、性功能紊乱、不孕症、癔症、癫痫、精神分裂症、眼面肌痉挛、遗尿、营养不良及咽喉异常感等。

（3）各种慢性疾病：慢性支气管炎、支气管哮喘、慢性胃炎、胃及十二指肠溃疡、慢性肠炎、慢性肝炎、中风偏瘫、脊髓灰质炎后遗症、风湿性关节炎、骨质增生性关节炎、强直性脊柱炎、慢性荨麻疹、银屑病、神经性皮炎、慢性鼻炎、视神经萎缩、中心性视网膜炎等。

（二）禁忌证

（1）5岁以下儿童患者禁用或慎用埋线。

（2）晕针者不宜埋线。

（3）严重心脏病患者不宜使用，如必要时不宜强刺激和羊肠线过长。

（4）妇女有习惯性流产者及孕妇应禁用，月经期应慎重使用。

（5）肺结核活动期、骨结核者不宜使用。

六、埋线疗法的注意事项

（1）无菌操作，预防感染。埋线器械必须高压消毒，除注射针头埋线法外，都应戴消毒橡皮手套施术，三角针埋线法还必须铺无菌孔巾。

（2）羊肠线最好埋入肌肉浅层，线头不可暴露于皮肤之外。

（3）掌握好埋线深度，不可伤及内脏、大血管、神经干。

（4）局部皮肤有感染、溃疡者不宜埋线；结核病、心脏病、妊娠期不宜埋线。

（5）羊肠线用剩后可浸泡在75%乙醇中，临用前再用生理盐水浸泡。

（6）同一穴位多次埋线，应偏离上次埋线部位。

（7）需用普鲁卡因麻醉者，必须皮试阴性方可使用。

（8）整个操作过程中用力宜均匀轻巧，针透皮时切忌用力过猛，避免断针。

第二节　埋线常用方法

一、原料及器材

（一）埋线药物

埋线用的羊肠线一般选用00号、0号、1号、2号，有时亦选用000号、3号、4号等不同规格的羊肠线，注线用的羊肠线根据情况可剪成0.5、1、1.5、2、2.5、3甚至4cm长线段。植线用一般剪成2、3、4cm长线段。穿线用可根据穴位情况定，一般每穴选用10～15cm一段，以利于双折穿于三角针上。将线段分别存放于75%乙醇内浸泡备用，临用时再用生理盐水浸泡致软，以利吸收，但不能过早放于生理盐水中浸泡，以免软化及液化，如需中药浸泡或磁化，可浸泡后一起高压消毒。

（二）器材

1. 一般器材

2%碘酒、75%乙醇、注射器、0.5%~1%普鲁卡因或2%利多卡因、医用手套、龙胆紫（标记用）、无菌棉球、纱布、胶布、绷带。此外，准备洞巾、指针器、手术剪、血管钳、手术刀柄、手术刀（尖头）、腰盘、钝性探针、三棱针等高温消毒备用。

2. 埋线针具

（1）特制埋线针：是一种特制的专用于埋线的坚韧的金属钩针，长约12~15cm，针尖呈三角棱形，三角棱形底部有一缺口用以钩挂羊肠线。（图1-1）

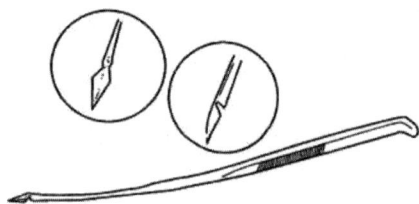

图1-1　特制埋线针

（2）腰椎穿刺针：一般选用9号、12号腰椎穿刺针，有时也用16号，18号穿刺针。穿刺针用前将针芯尖端磨平，将针管磨短，使针芯稍长于针管尖端1mm，免使针芯与套管将线端夹住，导致针芯及羊肠线不能进退，以保证将肠线顺利推出针管。同时将针的套管尖端斜度磨大、磨锐，使之更易进针，且减轻疼痛。（图1-2）

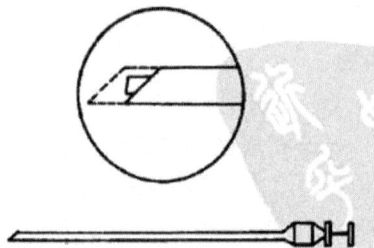

图1-2　腰椎穿刺针

（3）8号或9号普通注射针头，2寸的毫针（0.40mm），剪去针尖。

（4）三角缝合针。

针具在使用前均应高压消毒。

二、体位选择

埋线疗法取穴和操作的正确性，治疗效果的取得均与选择合适的体位有密切联系。选择合适的体位，可以显露埋线部位便于操作，患者也觉得施术舒适安稳，可减少晕针的发生。患者体位的选择一般应根据患者的体质、病情、心理状况及埋线部位来确定。如体虚、病重或精神紧张的患者，应尽量采用卧位；颈部埋线，则应采用俯伏坐位等。一旦确定体位后，施术过程中不可随意改变体位，以免影响操作，引起疼痛、弯针、断针等事故。

埋线时，一般有以下几种体位选择。（图1-3）

（1）仰卧位适用于前身部腧穴的埋线。

（2）俯卧位适用于后身部腧穴的埋线。

（3）侧外位适用于侧身部腧穴的埋线。

（4）仰靠坐位适用于头面、前颈、上胸和肩臂、腿膝、足踝等部腧穴埋线。

（5）俯伏坐位适用于项、枕、后项和肩背等部腧穴埋线。

（6）侧伏坐位适用于项、面颊等部腧穴埋线。

（7）屈肘仰掌位适用于肩臂、前臂和手掌部腧穴的埋线。

（8）掌位适用于肩臂、前臂伸侧面、手背部腧穴的埋线。

（9）屈肘侧掌位适用于肩臂、前臂外侧面、腕掌部腧穴的埋线。

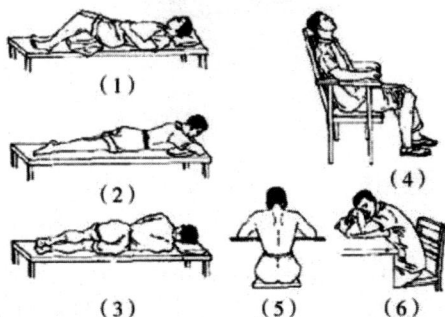

图1-3　体位选择

三、操作

（一）术前准备

（1）标记：将选定穴位用龙胆紫标记。

（2）消毒：先用 2% 碘酒，再用 75% 乙醇擦拭局部皮肤。所有埋线器材均需高压消毒，羊肠线可浸泡在 75% 乙醇中消毒。

（3）麻醉：用 1% 普鲁卡因或 2% 利多卡因局部皮内麻醉或浸润麻醉。

（4）施术部位铺无菌洞巾，术者戴消毒橡皮手套。

（二）各种埋线法操作

1. 穿刺针埋线法

常规消毒局部皮肤，取一段约 1～2cm 长已消毒的羊肠线，放置在腰椎穿刺针针管的前端，后接针芯，左手拇示指绷紧或捏起进针部位皮肤，右手持针，刺入到所需深度；当出现针感后，边推针芯，边退针管，将羊肠线埋植在穴位的皮下组织或肌层内，针孔处覆盖消毒纱布。每周 1 次。（图 1-4）

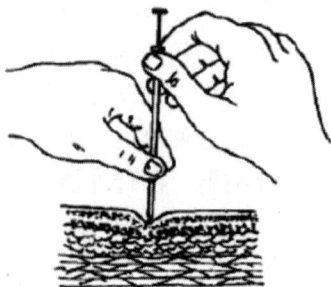

图 1-4　穿刺针埋线法

2. 注射针头埋线法

常规消毒局部皮肤（无需麻醉），将 0 号羊肠线剪 1～1.5cm 长，套入 8 号或 9 号注射针头内，后接针芯。右手持针头上部快速透皮，缓慢进针；得气后边推针芯，边退针头，将羊肠线埋入穴内肌肉浅层，针孔处覆盖消毒纱布。每周 1 次。

3. 特制埋线针埋线法

用特制的埋线针埋线时，局部皮肤消毒后，以 2% 利多卡因做浸润麻醉，剪取羊肠线一段（一般约 1cm 长），套在埋线针尖缺口上，

两端用止血钳夹住。右手持针，左手持钳，针尖缺口向下以15°~
40°方向刺入，当针头缺口进入皮内后，左手即将血管钳松开，右手
持续进针直至羊肠线头完全埋入皮下，再进针0.5cm，随后把针退
出。用消毒干棉球或纱布压迫针孔片刻，再用纱布敷盖保护创口3~
5天。每周1次。（图1-5）

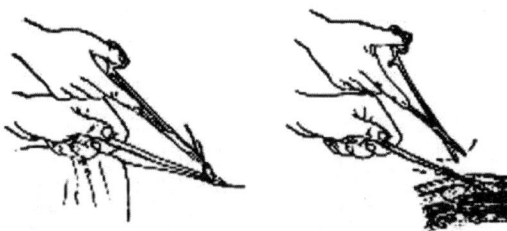

图1-5 特制埋线针埋线法

4. 三角针埋线法

在距离穴位两侧1~2cm处，用碘伏作进出针点的标记。皮肤消
毒后，在标记处用2%的利多卡因做皮内麻醉，用持针器夹住带羊肠
线的皮肤缝合针，从一侧局部麻醉点刺入，穿过穴位下方的皮下组
织或肌层，从对侧局部麻醉点穿出，捏起两针孔之间的皮紧贴皮肤
剪断两端线头，放松皮肤，轻轻揉按局部，使羊肠线完全埋入皮下
组织内。用2%碘酒消毒针孔，敷盖纱布3~5天。每次可用1个穴
位，一般20~30天埋线1次。（图1-6）

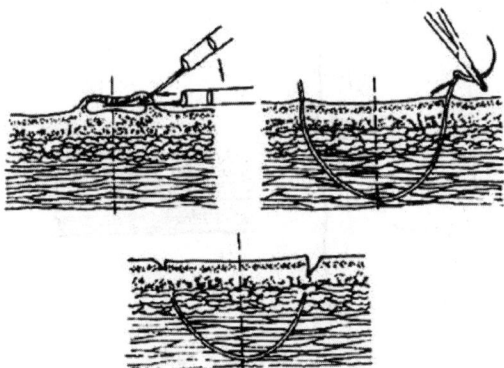

图1-6 三角针埋线法

5. 切开埋线法

在选定的穴位上用2%利多卡因做浸润麻醉，用刀尖刺开皮肤0.5~1.0cm，先将血管钳探到穴位深处，经过浅筋膜达肌层探找敏感点按摩数秒钟，休息1~2分钟。然后用0.5~1.0cm长的羊肠线4~5根埋于肌层内。羊肠线不能埋在脂肪层或过浅，以防止不易吸收或感染。切口处用丝线缝合，盖上消毒纱布，5~7天后拆去丝线。（图1-7）

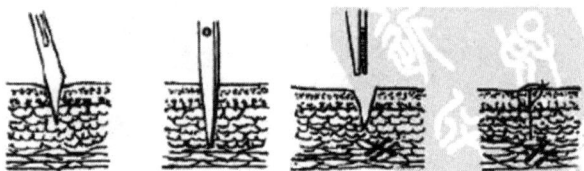

图1-7 切开埋线法

6. 切开结扎埋线法

用手术刀尖在局部麻醉皮丘处切开皮肤0.2~0.5cm，用弯止血钳插入穴位深处按摩，弹拨数秒钟，使产生酸、麻、胀感，然后用挂针钳夹住穿有羊肠线的缝合针从切口刺入，经过穴位深层从另一处穿出皮肤，再从穿出处进入，经穴位浅层至原切口处穿出，将两线头适当拉紧打结，并将结头埋入切口深处。包扎伤口5~7天。此法对穴位刺激最强。常用于小儿脊髓灰质炎后遗症，一般15~20天治疗1次。7次左右为1疗程。（图1-8）

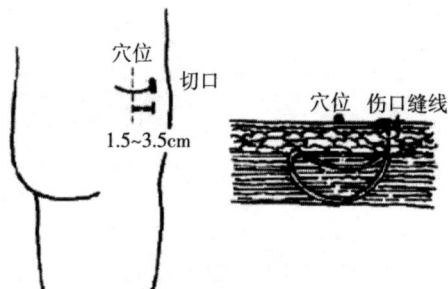

图1-8 切开结扎埋线法

（三）羊肠线排列形式

1. 单列式

即埋入穴位的羊肠线呈"1"或"—"形排列，为注线法中最常见的羊肠线排列方式，一般穿刺针刺入穴位一次即注入一段羊肠线于穴内，于是形成单列式。

2. 并列式

即埋入穴位的羊肠线呈"="形或"≡"形排列，是羊肠线在穴内同一平面埋入数根羊肠线并列排列。穿线法把羊肠线穿好后，将两端并列，穿出皮外剪去皮外线端。穴内即可并列两根羊肠线并排植入。切埋法、割埋法也多在进行切开刺激后，一起放入2根以上羊肠线并列于穴内。有的部位也用穿刺针在一个针眼反复进出针，埋入数根羊肠线。

3. 交叉式

即两根羊肠线在穴内同一平面内交叉排列于穴内。如治腱鞘囊肿和斑秃，即在一侧埋入羊肠线后，又在与之垂直的另一侧再埋入一根羊肠线，使之呈"+"字交叉形排列。

4. 透火波浪式

即在透穴时将羊肠线进行连接式波浪式排列，使羊肠线形成"–∧–∧–"形式。如肝俞透胆俞透脾俞时，用三角针从肝俞透胆俞出针，又从胆俞原针眼进针刺向脾俞。将两侧线端拉紧，再剪去皮外线头，皮下肠线即形成波浪型的连接形式。（图1–9）

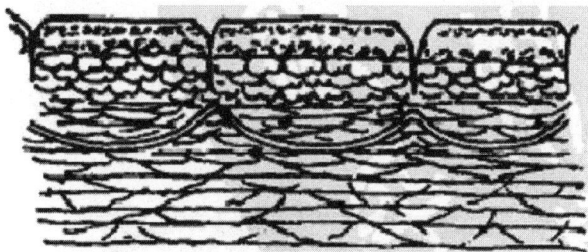

图1–9　透火波浪式

5. 纵行连接式

纵行连接式即在一些埋线部位较长较深的位置以及透穴埋线时，接连埋入几根线段。如采用"浮、中、沉"埋线法，即在穴位深部、中部及皮层部针感最强处各留一段羊肠线，而在面、背、腹部表层穴位用穿刺针作透穴埋线时由远而近各留一段羊肠线。亦称"远、中、近"法。其他如腕踝针穴、头针穴区等均可用此方法,以发挥一穴多能作用,扩大刺激面、激动经气,速效而持久。

6. V 形式

即将羊肠线呈 V 形埋入腧穴。植线法用埋线针在肠线中段压住刺进穴内,可在穴内呈"V"形埋线,穿刺针不同方向埋入两根线段,穿线法向不同方向放射性穿线也可呈"V"形。

7. ∑ 形式

多用于腰背部穿线,在离脊柱中线旁 0.5cm 处划 4～6 点,再距此线 5cm 处交叉刺 4～6 点,两旁各点之横行连线即为穿线处。本法多用于小儿麻痹后遗症,但麻痹肌肉往往很薄,羊肠线不能穿得过浅,也不能过深,穿到筋膜及肌层为尽。刺激结扎一定长度的 ∑ 形穿线:多用于膝过伸,效果较好。膝过伸轻度可从委中穴穿至腓肠肌;中度可从殷门穿至腓肠肌或委中穿至承山穴;重度的则要从环跳穴穿至承山穴,1 次不能超过 20 针,沿下肢后侧正中线左右分别划点,点距 2～3cm。先做上端穴位刺激结扎,然后以羊肠线由上而下逐点连续在肌层穿线,最后在下端穴位作刺激结扎。当羊肠线跨过腘窝时,注意避开大血管及神经。

8. 半环式

穴位切开刺激后,用三角针穿线。从切口进入,经穴下深部肌层至对侧局部麻醉点穿出皮肤,再从出针孔进针经穴下浅肌层或筋膜层穿出后两端线头结扎,整个肠线排列如半环形。用于一般穴位的结扎。

9. 横"8"字形

临床主要用于大椎、腰阳关等部位的埋线,即先行一侧的半环式穿线,再从原进口向另一侧进行半环式穿线,从原切口出针后与另一端线端结扎,看起来就像一个横着的"8"字样。(图 1 - 10)

穴位

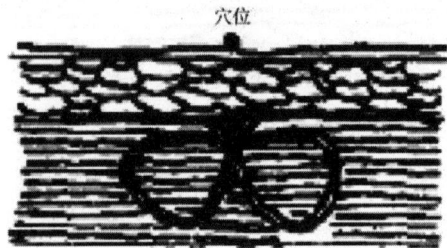

图 1 - 10 横"8"字形

10. K形单"8"字形

主要用于环跳穴。以环跳为中心，一端线拉向上髎穴方向穿线，一端线拉向下髎穴方向穿线，结中另扎于环跳穴处。（图1-11）

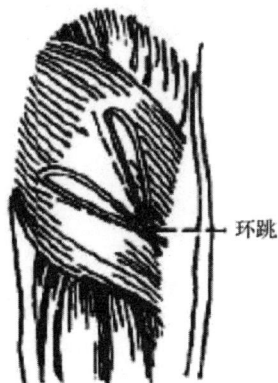

图1-11　K形单"8"字形

11. K形双"8"字形

主要用于环跳穴。其划线标志是由股骨大粗隆向长强穴和向髂嵴中点各划5~8cm长线，切口刺激点取各线中点，行双"8"字形结扎。（图1-12）

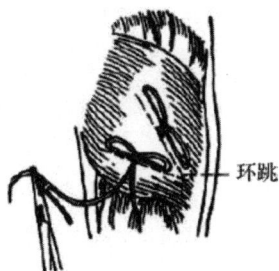

图1-12　K形双"8"字形

12. 圆环式

多用于三角肌部位，从臑俞穴向上绕过肩髃绕一圈结扎。（图1-13）

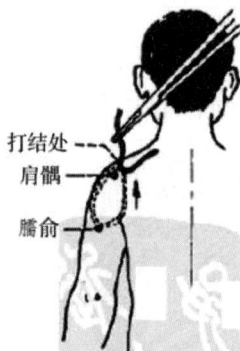

图 1-13 圆环式

四、术后反应及处理

1. 正常反应

由于刺激损伤及羊肠线（异性蛋白）刺激，在 1~5 天内，局部可出现红、肿、痛、热等无菌性炎症反应。少数病例反应较重，切口处有少量渗出液，亦属正常现象，一般不需处理。若渗液较多凸出于皮肤表面时，可将乳白色渗液挤出，用 75% 乙醇棉球擦去，覆盖消毒纱布。施术后患肢局部温度也会升高，可持续 3~7 天。少数患者可有全身反应，即埋线后 4~24 小时内体温上升，一般约在38℃左右，局部无感染现象，持续 2~4 天后体温恢复正常。埋线后还可有白细胞总数及中性多形核细胞计数的增高现象，应注意观察。

2. 异常反应

（1）少数患者因治疗中无菌操作不严或伤口保护不好，造成感染。一般在治疗后 3~4 天出现局部红肿、疼痛加剧，并可能伴有发热。应予局部热敷及抗感染处理。

（2）个别患者对羊肠线过敏，治疗后出现局部红肿、瘙痒、发热等反应，甚至切口处脂肪液化，羊肠线溢出，应适当做抗过敏处理。

（3）如感觉神经损伤，会出现神经分布区皮肤感觉障碍；运动神经损伤，会出现所支配的肌肉群瘫痪；如损伤坐骨神经、腓神经，会引起足下垂和拇趾不能背屈。如发生此种现象，应及时抽出羊肠线，并给予适当处理。

五、异常情况的处理及预防

1. 类晕针现象

类晕针现象，即类同晕针。由于患者体弱、精神紧张，或过饥、过饱、过劳、体位不当、医者手法过重等引起患者面色苍白、头晕目眩、心悸气短、恶心欲呕，重者四肢厥冷，不省人事，脉象沉伏。处理见注意事项。

2. 血肿

埋线进出针时误伤血管，致损伤局部肿胀疼痛，当揉按血肿处即行消退，若内出血较多，应冷敷加压止血，结合用止血药。

3. 创伤性气胸

医者操作欠细致，或解剖部位不清，或遇麻痹无知觉病证，如脊髓空洞症，或患者突然翻动体位，针刺过深致伤肺脏出现胸闷心悸、呼吸困难、发绀、胸肋间隙变宽、呼吸音减弱或消失，患侧胸部叩诊呈鼓音，心浊音界缩小，触诊可有气管向健侧移位，X线透视可进一步确诊。轻者以镇咳、抗感染；重者当立即采取急救措施，迅速进行排气、输氧、抗休克等，否则即危及生命。

4. 刺伤脑脊髓

临床见于刺伤延脑，主要是由于深刺风府、哑门，或深刺风池、华佗夹脊等穴方向不当，针由颅底枕骨大孔入颅而损伤延脑所致。损伤脊髓，则均因刺背正中线第一腰椎以上督脉穴位过深或因斜刺华佗夹背、背俞穴针刺过深所致。总之，埋线不完全相同于针灸，本来埋线用穿针都较毫针粗长得多，如果再粗心大意、一知半解，大幅度乱捣，则损伤更甚。

如刺伤延髓，可出现抽搐；如刺伤脊髓，轻者出现触电样感觉，并向肢端放射，重者可产生暂时性肢体瘫痪。多经休息对症治疗逐渐恢复；如发生头痛、恶心呕吐等应注意观察，若症状加重，神志昏迷，应及时抢救。

5. 刺伤神经

刺伤神经根、干，可出现触电样放射感，可自行消失，但如过强刺激损伤了神经组织，可沿神经分布路线出现灼痛、麻木、运动障碍等末梢神经性炎症状，一般可自行恢复，重者需用维生素 B 类药物治疗。

总之，为了不发生异常情况，医者必须既精通理论，熟练操作，又要谨慎认真。为防止类晕针现象，对初埋线者，要解除精神紧张，对老弱者取穴、埋刺强度都要适宜。为防止血肿，需完全避开血管。为防止气胸，对胸、背以及锁骨上窝部的穴位必须按操作规程刺埋，最好斜刺埋线，根据患者体态胖瘦、施刺深浅埋线。为防止刺伤脑脊髓，需熟悉穴位之解剖组织，严格针刺深度，如埋哑门、风府穴时，必须学会其特殊针法，项背部位严禁深刺乱捣。为防止刺伤神经，对位于神经根、干上穴位应掌握刺激强度。为不伤及神经本身，最好有计划地轮换使用其他相应穴位，给予埋线。

第二章 >>>
临床应用

第一节　内科病证

一、痹证

痹证是由于风、寒、湿、热等邪气闭阻经络，影响气血运行，导致肢体筋骨、关节、肌肉等处发生疼痛、重着、酸楚、麻木，或关节屈伸不利、僵硬、肿大、变形等症状的一种疾病。轻者病在四肢关节肌肉，重者可内舍于脏。

（一）**病因病机**

病因：

（1）外因

①感受风寒湿邪：久居潮湿之地、严寒冻伤、贪凉露宿、睡卧当风、暴雨浇淋、水中作业或汗出入水等。

②感受风湿热邪：久居炎热潮湿之地，外感风湿热邪。

（2）内因

①劳逸不当：劳欲过度，激烈活动后感邪。

②久病体虚：老年体虚、病后、产后气血不足。

③饮食不节。

病机：风、寒、湿、热、痰、瘀等邪气滞留肢体筋脉、关节、肌肉，经脉闭阻，不通则痛，是痹证的基本病机。

病位：筋脉肌肉。

病性：实证、虚证、虚实夹杂。

（二）**辨证**

		风寒湿痹			风湿热痹	痰瘀痹阻	肝肾亏虚
		行痹	痛痹	着痹			
症状	主症	肢体关节酸痛，游走不定	肢体关节紧痛不移，遇寒痛增，得热痛减	肢体关节重着，酸痛	肢体关节红肿灼热剧痛	肌肉关节刺痛，固定不移	关节屈伸不利，肌肉瘦削，腰膝酸软

		风寒湿痹			风湿热痹	痰瘀痹阻	肝肾亏虚
		行痹	痛痹	着痹			
症状	兼症	发病初期肢节亦红亦肿，屈伸不利，或恶风，或恶寒	关节屈伸不利，局部皮色不红，触之不热	肢体关节肿胀，痛有定处，手足沉重，活动不便，肌肤麻木不仁	关节痛不可触，得冷稍舒，多伴有发热恶风，口渴尿黄，烦闷不安等全身症状	关节肌肤暗紫肿胀，按之较硬，肢体顽麻或重着，或关节僵硬变形，有硬结瘀斑，面色黧黯，眼睑浮肿，或胸闷痰多	或畏寒肢冷，阳痿、遗精，或骨蒸潮热，心烦口干
	舌脉	舌苔薄白，脉浮或缓	舌质淡，苔薄白，脉弦紧	舌质淡，苔白腻，脉濡缓	舌质红，苔黄腻，脉滑数或浮数	舌质紫黯或有瘀斑，苔白腻，脉弦涩	舌质淡红，苔薄白或少津，脉沉细弱或细数
治法	治则	祛风通络，散寒除湿	温经散寒，祛风除湿	除湿通络，祛风散寒	清热通络，祛风除湿	化痰行瘀，蠲痹痛络	培补肝肾，舒筋止痛
	取经	根据部位取经					

（三）治疗

【取穴】

主穴	配穴		
	分型		取穴
肩部：肩髃、肩髎、臑俞 肘部：曲池、尺泽、天井 腕部：外关、阳池 脊背：夹脊、大椎、身柱、腰阳关 髋部：环跳、居髎、秩边 股部：伏兔、殷门、承扶、风市、阳陵泉 膝部：梁丘、阳陵泉 踝部：昆仑、丘墟	风寒湿痹	行痹	膈俞、血海
		痛痹	肾俞、关元
		着痹	阴陵泉、足三里
	风湿热痹		阴陵泉
	痰瘀痹阻		丰隆、膈俞
	肝肾亏虚		肾俞、肝俞

【方法】

一般选用穿刺针埋线法埋植羊肠线，15 天埋植 1 次，3 次为 1 个疗程。

【注意事项】

（1）类风湿等顽痹非短时可愈，宜埋线结合药物等其他疗法并用，内外合治。

（2）明确诊断，排除肿瘤、骨结核等。

（3）注意保暖。

二、腰痛

腰痛又称"腰脊痛"，是指因外感、内伤或挫闪导致腰部气血运行不畅，或失于濡养，引起腰脊或脊旁部位疼痛为主要症状的一种病证。

（一）病因病机

病因：外邪侵袭，体虚年衰，跌扑闪挫。

病机：外感腰痛：外邪痹阻经脉，气血运行不畅；内伤腰痛：肾精亏虚，腰府失其濡养和温煦。

病位：腰与肾，与足太阳、足少阴、任、督、冲、带等经脉密切相关。

病性：感受外邪与外伤腰痛属实，内伤致腰痛属虚，亦可见虚实夹杂之证。

（二）辨证

		寒湿腰痛	湿热腰痛	瘀血腰痛	肾虚腰痛	
					肾阴虚	肾阳虚
症状	主症	腰部冷痛重着，每遇阴雨天或腰部感寒后加剧，痛处喜温	腰部疼痛，重着而热，暑湿阴雨天气症状加重，活动后或可减轻	腰痛如刺，痛处固定，日轻夜重，痛处拒按	腰部隐隐痛，酸软无力，缠绵不愈	腰部隐隐作痛，酸软无力，缠绵不愈，局部发凉，喜温喜按，遇劳更甚
	兼症	转侧不利，静卧痛势不减，体倦乏力，肢末欠温，食少腹胀	身体困重，口渴不欲饮，口苦心烦，小便短赤	轻者俯仰不利，重者不能转侧，面晦唇黯，或伴血尿。部分患者有跌仆闪挫史	心烦少寐，口燥咽干，面色潮红，手足心热	少腹拘急，面色㿠白，肢冷畏寒
	舌脉	舌质淡，苔白腻，脉沉而迟缓	苔黄腻，脉濡数或弦数	舌质暗紫，有瘀斑，脉涩	舌红少苔，脉弦细数	舌质淡，脉沉细无力
治法	治则	散寒行湿，温经通络	清热利湿，舒筋止痛	活血化瘀，通络止痛	滋补肾阴，濡养筋脉	补肾壮阳，温煦经脉
	取经	足太阳膀胱经、督脉、带脉和肾经				

（三）治疗

【取穴】

主穴	配穴	
	分型	取穴
大肠俞、肾俞、委中、腰阳关	寒湿腰痛	阿是穴
	瘀血腰痛	阿是穴、膈俞
	湿热腰痛	三阴交
	肾虚腰痛 肾阴虚	三阴交、太溪
	肾阳虚	命门、关元、足三里

【方法】

多采用穿刺针埋线法埋植羊肠线，每 15 天埋植 1 次，3 次为 1 个疗程。

【注意事项】

（1）针灸治疗腰痛因病因不同，疗效常有差异。风湿性腰痛和腰肌劳损疗效最好；腰椎病变和椎间盘突出引起的腰痛，针灸可明显缓解症状；腰部小关节周围的韧带撕裂疗效较差；内脏疾患引起的腰痛要以治疗原发病为主；因脊柱结核、肿瘤等引起的腰痛，则不属针灸治疗范围。

（2）平时常用两手掌根部揉按腰部，早、晚各 1 次，可减轻和防止腰痛。

（3）对于椎间盘突出引起的腰痛可配合推拿、牵引等疗法。

（四）医案医话

刘某，女，34 岁，农民。主诉：腰痛伴左侧下肢麻痛 1 月余，近日加重，走路时上述症状加重，经服中西药疗效不显。症见：患者表情痛苦呻吟不止，直腿提高45°，腰 4、5，腰 5 骶 1 椎旁压痛阳性，环跳、殷门、委中、承山等处压痛阳性。CT 示：腰 4、5，腰 5 骶 1 椎间盘突出，舌质红，舌苔薄黄，脉弦滑。临床诊断：腰椎间盘突出症，遂在大肠俞、关元俞、环跳、秩边、殷门、承山等穴埋线 3 次，症状和体征消失，肢体功能恢复正常。随访两年未见复发。[曹春云. 穴位埋线治疗腰椎间盘突出症460例. 光明中医，2011，26（10）：2067 - 2068.]

按 本病部位主要在腰骶部，从经络循行看，与督脉和足太阳经的关系最为密切。腰腿痛多因风寒湿热之邪客于经络或因跌仆闪挫损伤，致使经络气血阻滞，不通则痛。用埋线疗法，可将羊肠线直接植入经穴深部，一方面由于埋线机械刺激形成一种复杂持久而柔和的非特异性刺激冲动，加强了中枢对病理刺激传入兴奋的干扰，激发有关的抗痛结构而产生镇痛效应；另一方面由于羊肠线的植入，产生一系列的生物化学反应和刺激，提高人体的应激能力，宣导气血，疏通经络，经络气血疏通，腰腿痛则得以治愈。

三、坐骨神经痛

坐骨神经痛是指沿坐骨神经通路（腰部、臀部、大腿后侧、小腿后外侧及足外侧）以放射性疼痛为主要特点的综合征。

（一）病因病机

病因：腰部闪冲，外伤，劳损，外邪侵袭。

病机：气滞血瘀，不通则痛。

病位：肾。

病性：虚证、实证、虚实夹杂证。

（二）辨证

		根性坐骨神经痛	干性坐骨神经痛
症状	主症	自腰部向一侧臀部、大腿后侧、小腿后外侧直至足背外侧放射，腰骶部、脊柱部有固定而明显的压痛、叩痛	腰痛不明显，臀部以下沿坐骨神经分布区疼痛，在坐骨孔上缘、坐骨结节与大转子之间、腘窝中央、腓骨小头下、外踝后处有压痛
	兼症	小腿外侧、足背感觉减退，膝腰、跟腱反射减退或消失，咳嗽或打喷嚏等导致腹压增加时疼痛加重	小腿外侧足背感觉减退，跟腱反射减退或消失，腹压增加时无影响
	舌脉	舌暗，苔薄，脉弦涩	舌暗，苔薄，脉弦
治法	治则	通筋活络，疏筋止痛	疏筋活络，通经止痛
	取经	足太阳膀胱、足少阳胆经为主	以足太阳膀胱、足少阳胆经为主

（三）治疗

【取穴】

主穴	配穴	
	分型	取穴
环跳、阳陵泉	根性坐骨神经痛	秩边、承扶、殷门、委中、承山、昆仑
	干性坐骨神经痛	风市、膝阳关、阳辅、悬钟、足临泣

【方法】

一般选用穿刺针埋线法埋植羊肠线，15 天埋治 1 次，3 次为 1 个疗程。

【注意事项】

（1）埋线治疗坐骨神经痛效果显著。如因肿瘤、结核等引起者，应治疗其原发病；腰椎间盘突出引起的可配合牵引或推拿治疗。

（2）急性期应卧床休息，椎间盘突出者须卧硬板床，腰部宜束阔腰带。

（3）劳动时需采取正确姿势。平时注意防寒保暖。

（四）医案医话

张某，男，59 岁，2003 年 5 月 2 日初诊。主诉：腰部及左下肢后侧酸痛 1 年，加重 1 月。患者 1 年前因工作劳累后自感腰部及左下肢酸痛，开始未予注意，病情逐渐加重，出现行走不便，久行后左下肢酸痛加重，在院外经各种治疗疼痛仍反复发作而来就诊。入院时症见：腰部及左下肢后侧酸痛，痛处固定，喜按揉，不能久行，天气变化，疼痛加重，舌淡青，苔白，脉弦。查体：$L_5 \sim S_1$ 左侧椎旁压痛，向左下肢后侧放射，左臀、左大腿后侧、小腿压痛，左下肢直腿抬高试验 45°（＋），余无异常。诊断：坐骨神经痛（干性）。中医诊断：痹证，证型：肝肾不足，寒瘀阻络。采用穴位埋线治疗，4 次痊愈。[赵景文. 穴位埋线治疗坐骨神经痛 85 例疗效观察. 云南中医中药杂志，2006，7（3）：34.]

按 本病经临床观察主要累及足太阳经及少阳经而发病。故临症取此二经经穴为主分经论治。取大肠俞、环跳、秩边、殷门、阳陵泉穴使针感向下肢传导，疏通太阳、少阳经气；筋会阳陵泉穴、专治经筋之病。

四、痿证

痿证是以肢体筋脉弛缓、软弱无力，日久因不能随意运动而致肌肉萎缩的一种病证。临床上以下肢痿弱较为多见，故称"痿躄"。"痿"指肢体痿弱不用，"躄"指下肢软弱无力，不能步履之意。

（一）病因病机

病因：

①感受温毒：温热毒邪内侵，或病后余邪未尽，低热不解，或温病高热持续不退。

②湿热浸淫：久处湿地或涉水冒雨，感受外来湿邪。

③饮食所伤：素体脾胃虚弱或饮食不节，劳倦思虑过度，或久病致虚。

④久病房劳：先天不足，或久病体虚，或房劳太过。

⑤血脉瘀阻：劳作不慎，跌打损伤。

病机：内脏精气损伤，肢体筋脉失养。

病位：筋脉肌肉，根底在于五脏虚损。

病性：本病以热证、虚证为多，亦可见虚实夹杂。

（二）辨证

		肺热津伤	湿热浸淫	脾胃虚弱	肝肾亏损	脉络瘀阻
症状	主症	病起发热，或热退后突然出现肢体软弱无力，咽干呛咳	四肢痿软，肢体困重，足胫热蒸，尿短赤涩	肢体痿软无力，食少，便溏	起病缓慢，下肢痿软无力，腰脊酸软，不能久立	四肢痿软，肌肉消瘦，手足麻木不仁
	兼症	皮肤干燥，心烦口渴，小便黄少，大便干燥	发热，胸闷脘痞，肢体麻木，微肿	腹胀，面浮，面色不华，气短，神疲乏力	下肢痿软，甚则步履全废，腿胫大肉渐脱，目眩发落，耳鸣咽干，遗精或遗尿，或见妇女月经不调	四肢青筋暴露，伴有肌肉活动时隐痛不适，舌痿不能伸缩
	舌脉	舌质红苔黄，脉细数	舌质红苔黄腻，脉濡或滑数	舌淡苔薄白，脉细弱	舌红少苔，脉细数	舌质暗淡或有瘀点瘀斑，脉细涩
治法	治则	清热润燥，养阴生津	清热利湿，通利经脉	补中益气，健脾升清	补益肝肾，滋阴清热	益气养营，活血行瘀
	取经	以手、足阳明经为主				

（三）治疗

【取穴】

主穴	配穴	
	分型	取穴
上肢：肩髃、曲池、外关、手三里、合谷、颈胸夹脊 下肢：环跳、承扶、阳陵泉、足三里、髀关、伏兔、丰隆、风市、腰夹脊	肺热津伤	肺俞、鱼际、尺泽
	湿热浸淫	三阴交、阴陵泉
	肝肾亏损	肝俞、肾俞、太溪
	脉络瘀阻	血海、膈俞
	脾胃虚弱	脾俞、胃俞

【方法】

一般选用穿刺针埋线法埋植羊肠线，15天埋植1次，3次为1

个疗程。

【注意事项】

（1）本证采用埋线疗法可获得较好效果，但久病畸形者配合其他疗法更佳。

（2）卧床患者应保持四肢功能体位，以免造成足下垂或内翻。必要时可用护理架及夹板托扶。卧床患者还应采取适当活动等措施，避免褥疮发生。

（3）在治疗的同时，应加强主动及被动的肢体功能锻炼，以促进早日康复。

五、中风

中风是由于阴阳失调，气血逆乱，上犯于脑所引起的以卒然昏仆、不省人事，伴口眼歪斜，半身不遂，语言不利或不经昏仆而反以歪僻不遂为主症的一种疾病。多见于老年人，四季均可发病，但以冬春季为发病高峰。

（一）病因病机

病因：内伤积损，劳欲过度，饮食不节，情志所伤，外感时邪。

病机：阴阳失调，气血逆乱。

病性：多属本虚标实。

病位：在心脑，与肝、肾密切相关。

（二）辨证

		中经络			中脏腑				恢复期		
					闭证			脱证			
		风痰入络	风阳上扰	阴虚风动	痰热腑实	痰火瘀闭	痰浊瘀闭	（阴竭阳亡）	风痰瘀阻	气虚络瘀	肝肾亏虚
症状	主症	肌肤不仁，手足麻木，突然发生口眼歪斜，语言不利，口角流涎，舌强语謇甚则半身不遂	平素头晕头痛耳鸣耳眩，突然发生口眼歪斜，舌强语謇	突然发生口眼歪斜，言语不利	半身不遂，口舌歪斜。语謇舌强，神识欠清或昏糊，肢体强急，痰多而黏	突然昏仆，不醒人事，牙关紧闭，口噤不开，两手握固，肢体强直	突然昏仆，不醒人事，半身不遂，肢体松懈，口舌歪斜	突然昏仆，不醒人事，汗出如珠，目合口张，肢体瘫软，手撒肢厥	口眼歪斜，舌强语謇或失语，半身不遂，肢体麻木	肢体偏枯不用，肢软无力，面色萎黄	半身不遂，患肢僵硬，拘挛变形，舌强不语

| | | 中经络 | | | 中脏腑 | | | | 恢 复 期 | | |
| | | | | | 闭 证 | | | 脱证(阴竭阳亡) | | | |
		风痰入络	风阳上扰	阴虚风动	痰热腑实	痰火瘀闭	痰浊瘀闭	脱证(阴竭阳亡)	风痰瘀阻	气虚络瘀	肝肾亏虚
症状	兼症	手足拘挛,关节酸痛	手足滞重,甚则半身不遂	头晕耳鸣,腰酸	腹胀,便秘	大小便闭,面白唇黯,静卧不烦,四肢不温,痰涎壅盛	痰涎壅盛,面白唇黯,四肢不温,甚则逆冷	气息微弱,面色苍白,瞳神散大,二便失禁			偏瘫,肢体肌肉萎缩
	舌脉	舌苔薄白,脉浮数	舌质红苔黄,脉弦	舌质红苔腻,脉弦细数	舌质暗红,或有瘀斑瘀点,苔黄腻,脉弦滑或弦涩	苔黄腻,脉弦滑而数	苔白腻,脉弦滑而缓	舌质淡紫或舌体卷缩,苔白腻,脉微欲绝	苔滑腻,舌暗紫,脉弦滑	舌质淡紫或有瘀斑,苔薄白,脉细涩或细弱	舌红脉细或舌淡红脉沉细
治法	治则	祛风化痰通络	平肝潜阳活血通络	滋阴潜阳息风通络	通腑泄热息风化痰	息风清火豁痰开窍	化痰息风宣郁开窍	益气回阳扶正固脱	搜风化痰,行瘀通络	益气养血,化瘀通络	滋养肝肾
	取经	以手厥阴心包经、足厥阴肝经为主			以督脉为主				以手足阳明经、足太阴脾经为主		

（三）治疗

【取穴】

主穴	配穴		
		分型	取穴
上肢:肩髃、曲池、内关、尺泽、极泉、外关、手三里 下肢:环跳、承扶、委中、阳陵泉	中经络	风痰入络	丰隆、合谷
		风阳上扰	太溪、肝俞、太冲
		阴虚风动	太溪、肝俞
	中脏腑	闭证	不埋线
		脱证	

主穴	配穴	
	分型	取穴
上肢：肩髃、曲池、内关、尺泽、极泉、外关、手三里 下肢：环跳、承扶、委中、阳陵泉	恢复期	
	风痰瘀阻	丰隆、膈俞
	气虚络瘀	足三里、血海
	肝肾亏虚	肾俞、肝俞

【方法】

一般采用穿刺针埋线法，对一些体质较好、病程较长者，亦可用切开结扎埋线法埋植羊肠线，每15天埋植1次，4次为1个疗程。

【注意事项】

（1）埋线治疗中风疗效较满意，尤其对于神经功能的康复如肢体运动、语言、吞咽功能等有促进作用，埋线越早效果越好，治疗期间应配合功能锻炼。

（2）中风急性期，出现高热、神昏、心衰、颅内压增高、上消化道出血等情况时，应采取综合治疗措施。

（3）中风患者应注意防止褥疮，保证呼吸道通畅。

（4）本病应重在预防，如年逾四十，经常出现头晕头痛、肢体麻木、偶有发作性语言不利、肢体痿软无力者，多为中风先兆，应加强防治。

（四）医案医话

靳某，男，64岁，于1992年4月24日以"左侧上、下肢偏瘫"入院。7天前午觉后出现左侧上、下肢偏瘫，经脑CT诊断为"右内囊区梗死"。入院查体：BP 21.2/10.6kPa，心肺无异常，左侧肌张力低，生理反射弱，上、下肢肌力均为3级，左侧巴宾斯基征呈阳性，活动时需两人扶持，部分生活需照料。4月25日给予第1次埋线，取左侧肩髃、曲池、环跳、足三里，埋线10余分钟后，患肢有异样感觉，足趾可活动，两天后可沿床边步行，肌力逐渐增加，5月9日第2次埋线时可自己步行，生活基本自理，5月20日患者肌力恢复正常，生活自理，痊愈出院。[杨本瑜，毕世元，许斐，等．穴位埋线治疗中风偏瘫100例疗效分析．中国针灸，1994，5：31-33．]

按　选用临床常用治疗偏瘫的穴位进行羊肠线埋入，使之对该穴产生持续有效的刺激，延长刺激时间，增加刺激量等，达到了活血通络、促进肢体功能恢复、提高临床疗效的目的，减轻了患者痛苦和经济负担。

六、面瘫

面瘫是以口、眼向一侧歪斜为主要表现的病证，又称为"口眼㖞斜"。本病可发生于任何年龄，多见于冬季和夏季。发病急速，以一侧面部发病为多。

（一）病因病机

病因：劳作过度，机体正气不足，脉络空虚，卫外不固，外邪侵袭。

病机：气血痹阻，经筋功能失调。

病位：在颜色，多与风寒、风热、脏腑亏虚相关。

病性：外感多属实，内伤多属虚，亦可见虚实夹杂之证。

（二）辨证

症状		风寒	风热	气血不足
症状	主症	口眼歪斜，一侧面部肌肉板滞、麻木、瘫痪，额纹消失，鼻唇沟变浅	口眼歪斜，额纹消失，鼻唇沟变浅，病侧不能皱眉、蹙额、闭目、露齿、鼓颊	口眼歪斜，面部肌肉板滞，麻木，额纹消失，鼻唇沟变浅
	兼症	恶寒，无汗，头痛等外感症状	微恶寒，发热	肢体困倦无力，面色淡白，头晕
	舌脉	舌淡，苔薄白，脉浮紧	舌红，苔薄黄，脉浮数	舌淡，苔薄白，脉细弱
治法	治则	散寒通络，疏调筋经	疏风清热，调筋通络	益气补血，疏调经筋
	取经	以足阳明经为主		

（三）治疗

【取穴】

主穴	配穴	
	分型	取穴
阳白、地仓、颊车	风寒	风池、翳风
	风热	合谷、大椎
	气血不足	肾俞、肝俞、足三里

【方法】

多用穿刺针埋线法埋植羊肠线，每15天埋植1次，3次为1个疗程。

【注意事项】

（1）埋线治疗面瘫具有良好疗效，是目前治疗本病安全有效的首选方法。

（2）面部应避免风寒，必要时应戴口罩、眼罩；因眼睑闭合不全，灰尘容易侵入，每日点眼药水 2~3 次，以预防感染。

（3）周围性面瘫的预后与面神经的损伤程度密切相关，一般而言，由无菌性炎症导致的面瘫预后较好，而由病毒导致的面瘫（如亨特面瘫）预后较差。

（4）本病应与中枢性面瘫相鉴别。

（四）医案医话

张某，女，39 岁，2010 年 6 月 10 日来针灸科就诊主诉：口眼歪斜 1 年。患者 1 年前发现口眼歪斜，额纹消失，无抬眉动作，鼻唇沟变浅，口角偏斜，鼓腮漏气，曾在外院服中西药物治疗，效果不佳，遂来我科就诊。就诊时张口左侧受限，左侧面部活动无力，左口角流口水，左眼不能闭合，时有流泪，尤其是见风或用眼过多时加重，鼓腮漏气，地仓、颊车、迎香、颧髎、阳白、太阳穴位埋线，1 个疗程后患者症状完全消失，双眼可以紧闭，额纹及双侧鼻唇沟对称，鼓腮露齿无障碍，面部肌肉功能完全恢复正常，未留有后遗症。[李磊，李丽霞.穴位埋线法治疗顽固性面瘫经验.河南中医，2011，31（8）：14.]

按 李老师认为顽固性面瘫多因病情严重失治误治、年老体虚等原因而导致迁延不愈脉络空虚，风寒之邪乘虚侵袭阳明、太阳，以致经气阻滞，经筋失养，筋肌纵缓不收而发病。治疗上当标本兼顾，补泻兼施，扶正祛邪，整体调节，才能抗病祛邪。根据病情虚实夹杂的特点以及单纯针刺可能产生的局限性，将穴位埋线运用于顽固性面瘫的治疗当中，利用特殊的针具，产生了较一般针刺方法更为强烈的针刺效应。所取诸穴均位于头面部，分别属于手足阳明、足少阳、手太阳等经脉，各条经脉均循行于面部，经脉所过，主治所及，针刺诸穴既可促进局部气血运行，疏通经脉，又可调节诸经脉气血，使之充和条达，经筋得养；太阳穴为经外奇穴，皮下是三叉神经和睫状神经节的汇集之处，是治疗头面部疾病要穴。

七、三叉神经痛

三叉神经痛是以三叉神经分布区出现放射性、烧灼样抽掣疼痛为主症的疾病，是临床上最典型的神经痛。多发于 40 岁以上的女性，有原发性和继发性之分。属于中医学"面痛"、"面风痛"、"面颊痛"等范畴。

（一）病因病机

病因：本病多与外感风邪、情志不调、外伤等因素有关。

病机：筋脉气血痹阻，运行不畅。

病位：面部。

病性：本病多属实证。

（二）辨证

		风寒	风热	气血瘀滞
症状	主症	面痛，遇寒则甚，得热则轻	面痛，烧灼样抽掣疼痛	面痛，痛点固定不移
	兼症	有感受风寒史，鼻流清涕	流涎，目赤流泪	多有外伤史
	舌脉	苔白，脉浮紧	苔薄黄，脉浮数	舌暗或有瘀斑，脉涩
治法	治则	疏风散寒止痛	疏风清热止痛	行气活血止痛
	取经	以手足阳明经为主		

（三）治疗

【取穴】

主穴	配穴	
	分型	取穴
下关、地仓、合谷、四白、攒竹	风寒	列表
	风热	曲池、外关
	气血瘀滞	内关、三阴交

【方法】

一般选用穿刺针埋线法将羊肠线浅埋植于皮下组织内，15 天埋植 1 次，1 次为 1 个疗程。

【注意事项】

三叉神经痛是一种顽固性难治病证，埋线治疗有一定的止痛效果。对继发性三叉神经痛要查明原因，采取适当措施，根除原发病。

（四）医案医话

黎某，男，42岁，右侧面颊反复疼痛2年，加重半月。每次持续30秒至5分钟，痛如刀割，刷牙、洗脸、吃东西均可诱发，以右眼下鼻旁为主。查：右巨髎穴有触发点，并见右侧鼻唇沟皮肤因疼痛难忍被抓伤破损。取患侧风池、大椎、曲池、下关以及阿是穴，埋线疗法治疗1次。1周后复查时诉，埋线后第2天痛止。2年后随访，未见复发。[杨安生，吴杞. 穴位埋线治疗三叉神经痛66例. 针灸临床杂志床. 2000，16（1）：40－41.]

按 埋线治疗通过穴位埋线的操作刺激、出血刺激、局部组织损伤后的修复过程以及羊肠线在穴位内软化、液化、吸收的长时间的良性刺激而达到快速而持久的止痛效应。简便、省时、经济，治愈率高，但无菌术方面要求较高，由于面部的特殊性，临床中应严格掌握无菌要求。面部血管丰富，进针需缓慢，并且肠线不能过长过粗，否则难以吸收，影响面部美观。

八、头痛

头痛是指头部经脉绌急或失养，清窍不利所引起的头痛为特征的一种病证。是临床常见的自觉症状，可单独出现，亦见于多种疾病的过程中。

（一）病因病机

病因：感受外邪，情志失调，先天不足或房事不节，饮食劳倦或体虚久病，头部外伤或久病入络。

病机：外感头痛：外邪上扰清窍，壅滞经络，络脉不通。

内伤头痛：肝脾肾三脏功能失调。

病位：脑。

病性：外感头痛之病性属表属实，内伤头痛属虚证，亦有虚实夹杂证。

（二）辨证

		外感头痛			内伤头痛				
		风寒头痛	风热头痛	风湿头痛	肝阳头痛	血虚头痛	痰浊头痛	肾虚头痛	瘀血头痛
症状	主症	头痛连及项背，常有拘急收紧感	头痛而胀，甚则如裂	头痛如裹	头胀痛，或抽掣而痛，头痛多为两侧	头痛隐隐，缠绵不休	头痛昏蒙重坠	头痛而空	头痛剧烈，或刺痛，经久不愈，痛处固定不移
	兼症	恶风寒，口淡不渴	发热恶风，面红赤，口渴喜饮，大便秘结，小便黄赤	肢体困重，身热不扬，胸闷纳呆，小便不利，大便稀薄	头晕目眩，心烦易怒，面红目赤，口苦胁痛，失眠多梦	面色少华，头晕，心悸怔仲，失眠多梦	胸脘痞闷，纳呆呕恶，眩晕，倦怠乏力	腰膝酸软，眩晕耳鸣，神疲乏力，滑精带下	日轻夜重，头部有外伤史，或长期头痛史
	舌脉	舌质淡红，苔薄白，脉浮紧	舌边尖红，苔薄黄，脉浮数	舌质淡红，苔白腻，脉濡	舌红，苔黄，脉弦数	舌质淡，苔薄白，脉细弱	舌质淡红，苔白腻，脉滑或弦滑	舌红少苔，脉细无力	舌紫暗，有瘀斑瘀点，苔薄白，脉细或细涩
治法	治则	疏风散寒止痛	疏风清热和络	祛风胜湿通窍	平肝潜阳息风	养血滋阴，和络止痛	健脾燥湿，化痰降逆	养阴补肾，填精生髓	活血化瘀，通窍止痛
	取经	督脉、足少阳、足太阳经为主							

（三）治疗

【取穴】

主穴	配穴	
	分型	取穴
百会、太阳、头维、合谷、印堂	风寒头痛	风池
	风热头痛	大椎
	风湿头痛	三阴交
	肝阳头痛	肝俞
	肾虚头痛	命门、关元、肾俞
	血虚头痛	足三里、三阴交
	痰浊头痛	中脘、丰隆
	瘀血头痛	膈俞、血海

【方法】

多选用穿刺针埋线法埋植羊肠线，每 15 日埋植 1 次，3 次为 1 个疗程。

【注意事项】

（1）埋线治疗头痛疗效显著，对某些功能性头痛能够达到治愈的目的。对器质性病变引起的头痛，埋线也能改善症状，但应同时注意原发病的治疗，防止贻误病情。

（2）部分患者由于头痛反复发作，迁延不愈，故易产生消极、悲观、焦虑、恐惧情绪。在埋线治疗的同时，应给予患者精神上的安慰和鼓励。

九、眩晕

眩晕是指因清窍失养，临床以头晕眼花为主症的一类病证。眩即眼花，晕是头晕，两者常同时并见。轻者闭目即止；重者如坐车船，旋转不定，不能站立，或伴有恶心呕吐汗出，甚则昏倒等症状。

（一）病因病机

病因：情志不遂，年高肾亏，病后体虚，饮食不节，跌仆损伤，瘀血内阻。

病机：虚者为髓海不足，或气血亏虚，清窍失养。实者为风或痰瘀扰乱清空。

病位：在头窍，与肝、脾、肾三脏相关。

病性：以虚证居多，亦有实证或本虚标实证。

（二）辨证

		肝阳上亢	气血亏虚	肾精不足	痰湿中阻	瘀血阻窍
症状	主症	眩晕欲仆，耳鸣，头痛且胀	眩晕，动则加剧，遇劳则发	头晕目眩，耳鸣如蝉，久发不已	头重昏蒙，视物旋转	眩晕时作，头痛如刺
	兼症	面红目赤，急躁易怒，肢麻震颤，颜面潮红，口苦，失眠多梦	神疲懒言，乏力自汗，面色无华，唇甲淡白，心悸少寐	健忘，两目干涩，视力减退，胁部隐痛，腰膝酸软，咽干口燥，少寐多梦	胸闷作恶，呕吐痰涎，脘腹痞满，纳少神疲	面色黧黑，口唇暗紫，肌肤甲错，健忘，心悸失眠，耳鸣耳聋
	舌脉	舌红，苔黄，脉弦或数	舌淡，苔薄白，脉细弱	舌红，苔黄，脉弦或数	舌苔白腻，脉濡滑	舌暗，有瘀斑，脉涩或细涩

续 表

		肝阳上亢	气血亏虚	肾精不足	痰湿中阻	瘀血阻窍证
治法	治则	平肝潜阳，清火息风	补益气血，调养心脾	平肝潜阳，清火息风	化痰祛湿，健脾和胃	祛瘀生新，活血通窍
	取经	以督脉、足少阳胆经为主				

（三）治疗

【取穴】

主穴	配穴	
	分型	取穴
百会、率谷、风池	肝阳上亢	肝俞、太冲、足临泣
	痰湿中阻	丰隆、足三里
	气虚亏虚	足三里、脾俞、胃俞、关元、气海
	瘀血阻窍	血海、膈俞

【方法】

多选用穿刺针埋线法埋植羊肠线，每 15 日埋植 1 次，3 次为 1 个疗程。

【注意事项】

（1）埋线治疗本病效果较好，但应分辨标本缓急。眩晕急重者，先治其标；眩晕较轻或发作间歇期，注意求因治本。

（2）为明确诊断，在治疗的同时应测血压，查血色素、红细胞计数及心电图、电测听、脑干诱发电位、眼震电图及颈椎 X 光片等。如需要还应做 CT、核磁共振检查。

（3）眩晕发作时，令患者闭目安卧（或坐位），以手指按压印堂、太阳等穴，使头面部经气疏畅，眩晕症状可减轻。

（4）痰浊上蒙者应以清淡食物为主，少食油腻厚味之品，以免助湿生痰，酿热生风。也应避免辛辣食品，戒除烟酒，以防风阳升散之虞。

十、原发性高血压

高血压病是一种常见的慢性疾病，全称为"原发性高血压病"，以安静状态下持续性动脉血压增高（BP18.6/11.9kPa 以上）为主要表现。本病发病率较高，且有不断上升和日渐年轻化的趋势。病因至今未明，目前认为与遗传、年龄、体态、职业、情绪、饮食等有一定的关系。

　　根据临床上的主要证候、病程转归以及并发症，本病可归属于中医学"头痛"、"眩晕"、"肝风"等范畴。

（一）病因病机

病因：内因：先天禀赋不足，肾精亏虚，阳盛阴虚。

　　　外因：情志不遂，饮食失节，房事不节，劳倦过度。

病机：脏腑气血阴阳失调，主要为肝肾阴阳失调，肝肾阴虚，肝阳上亢。

病位：心、肝、脾、肾。

病性：多为本虚标实之证，日久可致虚实夹杂或虚证。

（二）辨证

		肝火亢盛	阴虚阳亢	痰湿壅盛	气虚血瘀	阴阳两虚
症状	主症	眩晕头痛	眩晕头痛，头重脚轻	眩晕头痛，头重	眩晕头痛	眩晕头痛
	兼症	惊悸，烦躁不安，面红目赤，口苦，尿赤便秘	耳鸣，五心烦热，心悸失眠，健忘	胸闷，心悸，食少，呕恶痰涎	面色萎黄，心悸怔忡，气短乏力，纳差，唇甲青紫	面色萎暗，耳鸣，心悸，动则气急，甚则咳喘，腰腿酸软，失眠或多梦，时有浮肿
	舌脉	舌红、苔干黄、脉弦	舌质红、苔薄白，脉弦细而数	苔白腻，脉滑	舌质紫暗或见有斑点，脉细涩	舌淡或红，苔白，脉细
治法	治则	平肝潜阳	滋阴降火，平肝潜阳	健脾化痰，清利头目	益气养血，化瘀通络	滋阴补阳，调和脏腑
	取经	足厥阴肝经、督脉为主	足少阴肾经、足厥阴肝经经、督脉为主	足厥阴肝经、足太阴脾经、督脉为主	足厥阴肝经、手少阴心经、任脉为主	足厥阴肝经、足太阴脾经、任脉、督脉为主

（三）治疗

【取穴】

主穴	配穴	
	分型	取穴
百会、曲池、合谷、太冲、三阴交	肝火亢盛	肝俞
	痰湿壅盛	丰隆、足三里
	阴虚阳亢	太溪、肝俞
	阴阳两虚	肾俞、关元
	气虚两瘀	血海、膈俞

【方法】

多选用穿刺针埋线法埋植羊肠线，每 15 日埋植 1 次，3 次为 1个疗程。

【注意事项】

（1）埋线对 1、2 期高血压病有较好的效果，对 3 期高血压可改善症状，但应配合降压药物治疗，高血压危象时慎用针灸。

（2）长期服用降压药物者，埋线治疗时不要突然停药。治疗一段时间，待血压降至正常或接近正常，自觉症状明显好转或基本消失后，再逐渐减小药量。

（3）高血压也可作为某些疾病的一种症状，如心脑血管疾病、内分泌疾病、泌尿系统疾病等发生的高血压，称为"症状性高血压"，或"继发性高血压"，需与高血压病相区别。

（四）医案医话

袁某，男性，47 岁，有高血压病史数年，经常服药维持，但头晕、头痛、心悸、失眠、多梦、无力等症状频繁发作。诊见血压 23.9/13.9kPa，脉细弦数，舌质红，少苔。诊为高血压（肝肾阴虚型），采用穴位埋线治疗，取穴血压点（双）、心俞（双）、肝俞（双）、肾俞（双）。埋线 1 次后血压降至 17.9/11.9kPa，埋线 2 次后血压降至 15.9/9.9kPa，诸症消失，后又埋线 4 次，随访至今血压稳定。[柏树祥.穴位埋线治疗高血压.中国民间疗法，2000，8（4）：19.]

按 临床观察表明本法治疗高血压病，以初期患者效果较好，一般不用服其他降压药物即可治愈；中晚期高血压患者则应结合药物治疗方可控制。治疗期及愈后都应注意饮食及日常生活规律，宜多吃蔬菜，低盐，低脂，戒烟酒等。埋线疗法通过穴位刺激，使阴阳平衡，中枢神经系统和内分泌体液调节功能紊乱得以恢复，周身动脉血管痉挛得以解除，则血压自然平稳。治疗中应注意背部穴位不能直刺或深刺，以免刺伤内脏。一般埋线 2 日内可出现局部疼痛，部分患者有周身不适，疲乏无力或发热等症状。这些症状均属正常反应，一般不需特殊处理，可自行消失。

十一、胃痛

胃痛，又称"胃脘痛"。常见于西医学的急慢性胃炎、消化性溃疡、胃痉挛、胃扭转、胃下垂、胃黏膜脱垂症、胃神经官能症。

（一）病因病机

病因：外邪犯胃，饮食伤胃，情志不畅，先天脾胃虚弱。

病机：胃气郁滞，胃失和降。

病位：胃，与肝、脾关系密切。

病性：初发多属实证，病久常见虚证，亦虚有实夹杂者。

（二）辨证

		实证				虚证	
		寒邪犯胃	食积伤胃	肝气犯胃	瘀血停滞	脾胃虚寒	胃阴不足
症状	主症	胃脘疼痛暴作，或胀痛拒按，或刺痛				胃隐隐作痛，或灼痛	
	兼症	胃痛因感受寒邪而暴作，畏寒喜暖	因暴饮暴食而胃脘疼痛，胀满拒按，嗳腐吞酸，或呕吐不消化食物，吐后痛减	胃脘胀满而痛，连及两胁，嗳气反酸，喜叹息，情绪不佳则痛作或痛甚	胃脘部刺痛，痛有定处，按之痛甚	胃喜暖喜按，空腹加重，食后痛减，劳累、受凉、生冷饮食后发作或加重	饥不欲食，咽干口燥，大便干结
	舌脉	苔薄白，脉弦紧	苔厚腻，脉滑	舌红苔黄，脉弦	舌质紫暗或有瘀点、瘀斑，脉涩不利	舌淡、苔白，脉虚弱	舌红少津，脉弦细或细数
治法	治则	温经散寒止痛	消食化积、行气止痛	疏肝理气、和胃止痛	行气活血、化瘀止痛	温经止痛	养阴清热、益胃止痛
	取经	足阳明经、手厥阴经为主	足阳明经、任脉为主	足阳明经、足厥阴经为主	足阳明经、手厥阴经为主	足阳明经、手厥阴经、任脉为主	足阳明经、足少阴经为主

（三）治疗

【取穴】

主穴	配穴	
	分型	取穴
中脘、上脘、内关、脾俞、脾俞、足三里、三阴交	脾胃虚寒	气海
	胃阴不足	太溪
	寒邪犯胃	章门、梁丘
	食积伤胃	天枢、大肠俞
	肝气犯胃	太冲、期门
	瘀血停滞	膈俞、血海

【方法】

一般采用穿刺针埋线法或埋线针埋线法，每 15 天治疗 1 次，3 次为 1 个疗程。

【注意事项】

（1）埋线治疗胃痛有显著疗效，往往埋线 1 次或数次即有明显止痛效果。但慢性胃痛需坚持治疗才能取得较好的远期疗效。

（2）饮食调理、生活规律和精神调节对胃痛的康复具有重要意义。饮食宜定时，勿过饥、过饱，忌食生冷、刺激性食物，力戒烟酒，保持心情舒畅。

（3）胃痛证候有时可与肝胆疾患、胰腺炎、心肌梗死等相似，须注意鉴别，以免延误病情。

（4）对溃疡病出血、胃穿孔等重症胃痛，应及时采取综合治疗措施或转外科治疗。

（四）医案医话

梁庆临治溃疡病经验

冼某，男，45 岁，1996 年 11 月 8 日初诊。主诉：胃脘部疼痛、嗳气、吞酸 1 年余，每于餐后明显。X 线钡餐及纤维胃镜检查诊断为胃溃疡。久服中西药物效果欠佳。局部取点：以阿是穴为中心，在中心周围用折算法取一六角形，每一角一点，连中心共七点，上脘、中脘、下脘、鸠尾。割脂埋线取穴：足三里、胃俞。治疗 1 个疗程后症状基本消失，再巩固治疗 1 个疗程。1 个月后复诊：症状消失，饮食如常。复查纤维胃镜示原溃疡面消失。嘱其平时注意饮食起居有节，随访 2 年余未见复发。［黄柳如. 梁庆临治溃疡病经验介绍. 新中医，1999，31（9）：9.］

按　足三里为足阳明胃经之合穴，胃俞为胃之背俞穴，于此两穴上割脂埋线，能对穴位之皮部产生良性刺激，引动脏腑气机而起到上述作用。因所割之小脂团的修复及羊肠线的溶解、吸收有一段过程，其作用持续时间可长达 3～4 周之久，故于 2 个挑筋疗程结束时，分别在足三里及胃俞进行割脂埋线，能延长作用时间，提高疗效。

十二、胃下垂

胃下垂是指胃的位置低于正常以下。主要由于胃膈韧带和胃肝韧带无力或腹壁肌肉松弛所致。多发生于身体瘦弱的女性。

（一）病因病机

病因：素体脾胃虚弱，饮食不节，起居无常，劳倦过度。

病机：脾虚气陷，肌肉不坚，无力托举胃体。

病位：脾胃，与肝、肾相关。

病性：虚证为主，夹有实证，本虚标实。

（二）辨证

		实证	虚证		
		肝郁脾虚	气血两虚	中气下陷	脾肾阳虚
症状	主症	腹胀、胃痛、恶心、嗳气、腹胀以食后加重，平卧减轻			
	兼症	精神抑郁，嗳气食少，矢气肠鸣，大便不调，口苦梦多	心悸气短，嗜睡多梦，面色萎黄，头晕乏力	四肢倦怠，身热自汗，面色㿠白，食少便溏，气短懒言	面色暗而不泽，腰酸腿软，畏寒肢冷，精神不振，大便溏泻，食少
	舌脉	舌淡红，苔薄白腻或淡黄腻，脉细弦	舌淡嫩苔薄白，脉细缓	舌淡苔薄白，脉虚大或双寸脉细弱	舌淡胖嫩苔白腻，脉沉细涩或沉迟
治法	治则	疏肝健脾	益气养血	补中益气	温补脾肾
	取经	足阳明经、足厥阴经为主	足阳明经、任脉为主	足阳明经、督脉为主	足阳明经、足少阴经为主

（三）治疗

【取穴】

主穴	配穴	
	分型	取穴
足三里、中脘、气海、脾俞、胃俞、百会	肝郁脾虚	太冲、期门
	气血两虚	天枢
	中气下陷	提胃
	脾肾阳虚	肾俞

【方法】

一般采用穿刺针埋线法或埋线针埋线法，每15天治疗1次，3次为1个疗程。

【注意事项】

（1）埋线治疗本病有一定疗效，但病程较长，须坚持治疗。

（2）平时应注意饮食有节，起居有时，调畅情志，对本病治疗有重要作用。

（四）医案医话

闫某，女，46 岁。于 1996 年 1 月 10 日初诊。自述患胃下垂 5 年，食欲不振，脘腹胀痛，下坠感，嗳气，服多种中西药罔效，前来就诊。患者身体消瘦，面色苍白，腹部柔软无压痛，舌苔白，脉沉缓无力。上消化道钡餐透视检查：胃小弯在髂嵴连线下 5cm。证属中气不足型胃下垂。取穴：脾俞、胃俞、肾俞、气海、中脘、足三里、关元。埋线施治，3 次后钡透复查，胃小弯在髂嵴连线上 1cm。续埋线 2 次，以资巩固，获痊愈。[刘国光．穴位埋线治疗胃下垂 16 例．中国针灸，1998，5：269.]

按 胃下垂是因胃膈韧带与肝胃韧带无力或腹壁松弛所致。中医学认为本病多由脾胃虚弱、中气下陷所引起。临床主要表现为腹部隐痛、坠胀感，嗳气、呕吐、纳呆、消瘦、倦怠乏力等。治宜升阳益气、健脾和胃。取脾俞、胃俞、肾俞以治其本，有温煦脾阳、补中和胃之功效。气海为元气之根，以固本培元，升阳举陷。中脘正当中焦部位，是三焦气机升降之枢纽，为腑会、胃之募穴，募治本脏。足三里是胃经合穴，合治内腑，以疏通胃气。关元为小肠募穴，可通调肠道气机。诸穴配伍可健运脾胃，调畅中焦气机，故获良效。

十三、呕吐

呕吐是指胃气上逆，胃内容物从口中吐出而言。有物有声为呕，有物无声为吐，无物有声为干呕。因呕与吐常同时出现，故并称为"呕吐"。常见于西医学的急性胃炎、幽门痉挛（或梗阻）、胃黏膜脱垂症、十二指肠壅积症、胃神经官能症、胆囊炎、胰腺炎等病。

（一）病因病机

病因：虚者因胃腑自虚，胃失和降；实者因外邪、饮食、痰饮、郁气、瘀血等邪气犯胃，胃气上逆。

病机：胃失和降，胃气上逆。

病位：病变部位在胃，还与脾、肝有关。

病性：实证居多，虚实夹杂。

(二) 辨证

		实证				虚证	
		外邪犯胃	饮食停滞	肝气犯胃	痰饮内停	脾胃虚弱	胃阴不足
症状	主症	呕吐,或脘腹胀满,或嗳气吞酸,或脘痞纳呆				呕吐,呕而无力,呕量不多或时作干呕	
	兼症	伴有发热恶寒、头身疼痛等表证	因暴饮暴食或饮食不洁而呕吐酸腐,脘腹胀满,吐后反快	每因情志不畅而呕吐或吐甚,嗳气吞酸,胸胁胀满	呕吐清水痰涎,脘痞纳呆,眩晕心悸	素来脾虚胃弱,饮食稍有不慎即发呕吐,时作时止,呕而无力,面色无华,少气懒言,纳呆便溏	呕吐反复发作,呕量不多或时作干呕,饥不欲食,咽干口燥
	舌脉	舌苔白,脉濡缓	苔厚腻,脉滑实	舌红苔黄,脉弦	苔白滑或白腻,脉滑	舌淡苔薄,脉弱	舌红少津,脉细数
治法	治则	祛邪平胃	消食化积	疏肝理气,和胃止呕	化痰止呕	补益脾胃	养阴益胃止呕
	取经	足阳明经、手厥阴经、足太阳经,督脉、手少阳经穴为主	足阳明经、手厥阴经、足太阳经为主	足阳明经、手厥阴经、足太阳经、足厥阴经为主	足阳明经、手厥阴经、足太阳经、足太阴经为主	足阳明经、手厥阴经、足太阳经、足太阴经为主	足阳明经、手厥阴经、足太阴经为主

(三) 治疗

【取穴】

主穴	配穴	
	分型	取穴
内关、中脘、足三里	痰饮内经	胃俞、丰隆
	肝气犯胃	太冲、期门、肝俞
	饮食停滞	梁门、天枢
	外邪犯胃	外关、大椎
	脾胃虚弱	脾俞、胃俞
	胃阴不足	三阴交、脾俞

【方法】

一般采用穿刺针埋线法或埋线针埋线法,每15天治疗1次,3次为1个疗程。

【注意事项】

（1）埋线治疗呕吐效果良好。

（2）消化道严重梗阻、癌肿引起的呕吐以及脑源性呕吐，除用埋线止吐外，还应高度重视原发病的治疗。

（3）平时宜注意饮食调理，忌暴饮暴食，少食肥甘厚味、生冷辛辣食物，以免戕害胃气。

十四、呃逆

呃逆，古称"哕"，又称"哕逆"。是因气逆动膈，致喉间呃呃有声，声短而频，不能自控的病证。相当于西医学的膈肌痉挛。

（一）病因病机

病因：饮食不当、情志不舒、正气亏虚。

病机：胃失和降，胃气上逆动膈。

病位：膈，与胃、三焦、肾密切相关。

病性：实证多见，兼有虚证，虚实夹杂。

（二）辨证

		实证			虚证	
		胃寒积滞	胃火上逆	肝郁气滞	脾胃阳虚	胃阴不足
症状	主症	呃逆，或呃声沉缓有力，或呃声洪亮有力，或呃声连连			呃声低微无力	
	兼症	呃逆常因感寒或饮冷而发作，呃声沉缓有力，遇寒则重，得热则减	呃逆有力，冲逆而出，口臭烦渴，喜冷饮，尿赤便秘	呃逆常因情志不畅而诱发或加重，胸胁胀满	气不得续，脘腹不适，喜暖喜按，身倦食少，四肢不温	呃声短促而不得续，口干咽燥，饥不欲食
	舌脉	苔薄白，脉迟缓	苔黄燥，脉滑数	苔薄白，脉弦	舌淡、苔薄，脉细弱	舌红、少苔，脉细数
治法	治则	温中散寒、通降腑气	和胃降逆	疏肝理气	温中散寒	养阴清热、降逆止呃
	取经	足太阳经、手厥阴经、足阳明经为主	足太阳经、手厥阴经、足阳明经为主	足太阳经、手厥阴经、足阳明经、足厥阴经为主	足太阳经、手厥阴经、足阳明经、任脉为主	足太阳经、手厥阴经、足阳明经为主

（三）治疗

【取穴】

主穴	配穴	
	分型	取穴
内关、天突、中脘、膻中	胃寒积滞	关元
	胃火上逆	解溪、内庭
	肝郁气滞	肝俞
	脾胃阳虚	气海、足三里
	胃阴不足	三阴交

【方法】

一般采用穿刺针埋线法或埋线针埋线法，每 15 天治疗 1 次，3 次为 1 个疗程。

【注意事项】

（1）埋线治疗呃逆有显著疗效，往往能针到呃止，手到病除。

（2）呃逆停止后，应积极查明并治疗引起呃逆的原发病。

（3）年老体弱和慢性久病患者出现呃逆，往往是胃气衰败、病情加重之象，埋线疗效欠佳。

十五、腹痛

腹痛是指胃脘以下、耻骨联合以上部位发生的以疼痛为主要表现的病证。

（一）病因病机

病因：感受外邪、饮食不当、情志不舒。

病机：脏腑气机不利，经脉阻滞或失养。

病位：与脾、胃、肝、胆、大小肠、膀胱、肾、三焦有关。

病性：寒、热、虚、实，或寒热并见，或虚实夹杂。

（二）辨证

		实证			虚证
		饮食停滞	肝郁气滞	寒邪内阻	脾阳不振
症状	主症	腹痛，或拒按，或痛则欲便			腹痛隐隐，时作时止

续　表

		实证			虚证
		饮食停滞	肝郁气滞	寒邪内阻	脾阳不振
症状	兼症	暴饮暴食后脘腹胀痛、嗳腐吞酸、恶食，得吐泻后痛减	侧腹胀痛，痛则欲便，便后痛缓，喜叹息，得嗳气或矢气则减，遇恼怒则剧	多因感寒饮冷突发腹部拘急剧痛，得温痛减，遇寒更甚	喜温喜按，每食生冷或饥饿、劳累后加重，进食及休息后痛减
	舌脉	舌苔厚腻，脉滑	苔薄白，脉弦	苔白，脉沉紧	舌淡、苔薄，脉沉细
治法	治则	消食化积	调气化滞	温中散寒	补益脾阳
	取经	足阳明经、任脉为主	足阳明经、任脉、足厥阴经为主	足阳明经、任脉为主	足阳明经、任脉、足太阳经为主

（三）治疗

【取穴】

主穴	配穴	
	分型	取穴
中脘、天枢、足三里	饮食停滞	上巨虚
	肝郁气滞	太冲
	寒邪内阻	关元
	脾阳不振	脾俞

【方法】

一般采用穿刺针埋线法埋植羊肠线，每2周埋植1次，2次为1个疗程。

【注意事项】

（1）埋线治疗腹痛有较好的疗效，但止痛后应明确诊断，积极治疗原发病。

（2）急腹症引起的腹痛，在埋线治疗的同时应严密观察，必要时应采取其他治疗措施或转手术治疗。

十六、泄泻

泄泻是以大便次数增多、便质清稀甚至如水样为主要特征的病证。常见于西医学的急慢性肠炎、肠结核、肠易激综合征、慢性非特异性溃疡性结肠炎等疾病中。

（一）病因病机

病因：感受外邪、内伤饮食、情志不调、禀赋不足。

病机：脾失健运，湿邪困脾。

病位：肠，与肝、肾关系密切。

病性：早期以实证为主，日久则以虚实夹杂证多见。

（二）辨证

<table>
<tr><td rowspan="2"></td><td rowspan="2"></td><td colspan="3">实证</td><td>虚证</td></tr>
<tr><td>饮食停滞</td><td>肝郁气滞</td><td>寒邪内阻</td><td>脾阳不振</td></tr>
<tr><td rowspan="3">症状</td><td>主症</td><td colspan="3">腹痛，或拒按，或痛则欲便</td><td>腹痛隐隐，时作时止</td></tr>
<tr><td>兼症</td><td>暴饮暴食后脘腹胀痛、嗳腐吞酸，厌食，得吐泻后痛减</td><td>侧腹胀痛，痛则欲便，便后痛缓，喜叹息，得嗳气或矢气则减，遇恼怒则剧</td><td>多因感寒饮冷突发腹部拘急剧痛，得温痛减，遇寒更甚</td><td>喜温喜按，每食生冷或饥饿、劳累后加重，进食及休息后痛减</td></tr>
<tr><td>舌脉</td><td>舌苔厚腻，脉滑</td><td>苔薄白，脉弦</td><td>苔白，脉沉紧</td><td>舌淡、苔薄，脉沉细</td></tr>
<tr><td rowspan="2">治法</td><td>治则</td><td>消食化积</td><td>调气化滞</td><td>温中散寒</td><td>补益脾阳</td></tr>
<tr><td>取经</td><td>足阳明经、任脉为主</td><td>足阳明经、任脉、足厥阴经穴为主</td><td>足阳明经、任脉穴为主</td><td>足阳明经、任脉、足太阳经为主</td></tr>
</table>

（三）治疗

【取穴】

<table>
<tr><td rowspan="2">主穴</td><td colspan="2">配穴</td></tr>
<tr><td>分型</td><td>取穴</td></tr>
<tr><td rowspan="4">中脘、天枢、足三里、大肠俞</td><td>饮食停滞</td><td>上脘</td></tr>
<tr><td>肝郁气滞</td><td>太冲</td></tr>
<tr><td>寒邪内阻</td><td>关元、命门</td></tr>
<tr><td>脾阳不振</td><td>肾俞、脾俞</td></tr>
</table>

【方法】

一般采用穿刺针埋线法埋植羊肠线，每2周埋植1次，2次为1个疗程。

【注意事项】

（1）埋线治疗泄泻有较好疗效。若急性胃肠炎或溃疡性结肠炎等因腹泻频繁而出现脱水现象者，应配合输液等综合疗法。

（2）治疗期间应注意饮食调理，勿过饥过饱，忌食生冷、辛辣、油腻之品，注意饮食卫生。

（四）医案医话

刘某某，女，63岁，1997年5月30日初诊。腹痛、腹泻12年余，每日3次以上，里急后重明显，便下稀溏，食辛辣之品后尤甚，畏寒肢冷，腹痛喜温喜按，面色萎黄，不思饮食，脐周及中脘穴压痛，经"胃镜、肠镜"诊为"慢性结肠炎、直肠炎"。舌质红，苔薄黄，脉濡滑。证属脾肾阳虚，水湿下注，治当健脾利湿、温肾助阳。治疗：取天枢、大肠俞、上巨虚、中脘、三阴交、解溪、足三里（每次选用其中4~5穴），隔日1次，并予艾灸关元、神阙。经治疗1月后，患者大便次数减少，腹痛稍减，但肛门坠胀感仍严重，予以大肠俞、上巨虚埋线，每周1次，治1月，腹痛及肛门坠胀感消失。［崔瑾. 路绍祖教授应用简易穴位埋线法的经验. 贵阳中医学院学报，1998，20（2）：7-8.］

按 路教授认为，此法很大程度上减轻了穴位埋线对机体的损伤，其操作简单到几乎与肌内注射无异。从大量的临床看出，操作方法的简化，并未使其疗效减低，反而有所提高。因为此法减轻了患者对传统埋线方法的恐惧，使之变得易被患者接受，甚至主动要求埋线。并且，在穴位的选择上比传统方法灵活得多，适合于全身大部分穴位，且可以和毫针一样，采用斜刺、直刺的不同角度针。并且，术后反应也较传统方法轻，患者除了感到持续的酸胀感之外，很少出现红肿热痛及体温升高的现象。

十七、痢疾

痢疾以剧烈腹痛、腹泻、下痢赤白脓血、里急后重为主要特征。多发于夏秋季节。相当于西医学的细菌性痢疾、阿米巴痢疾。

（一）病因病机

病因：外感时疫邪毒、内为饮食所伤。

病机：寒湿、湿热、积滞、疫毒等壅塞肠中，气血与之搏结凝滞，肠道传化失司，脉络受伤，腐败化为脓血。

病位：肠。

病性：实证为主，兼有虚证。

（二）辨证

		实证				虚证
		寒湿痢	湿热痢	疫毒痢	噤口痢	休息痢
症状	主症	剧烈腹痛、腹泻、下痢赤白脓血、里急后重				下痢时发时止，日久不愈
	兼症	白多赤少或纯为白冻，脘腹胀满，头身困重	赤多白少，肛门灼热疼痛，小便短赤	痢下鲜紫脓血，壮热，口渴，头痛，甚至神昏痉厥，躁动不安	恶心呕吐，不能进食	常因饮食不慎、受凉、劳累而发，发则大便次数增多，便中带有赤白黏冻，或伴有脱肛
	舌脉	苔白腻，脉濡缓	苔黄腻，脉滑数	舌质红绛、苔黄燥，脉滑数	苔腻，脉滑	舌淡、苔腻，脉细
治法	治则	温化寒湿	清热利湿	泻热解毒	降逆止呕	健脾理肠
	取经	足太阴经、足阳明经、任脉为主	足太阴经、足阳明经、手阳明经为主	足阳明经、督脉、任脉为主		足阳明经、任脉、足太阳经为主

（三）治疗

【取穴】

主穴	配穴	
	分型	取穴
内关、天枢、足三里、上巨虚	湿热痢	曲池、内庭
	噤口痢	中脘
	休息痢	脾俞、胃俞、大肠俞
	疫毒痢	大椎
	寒湿痢	三阴交、交元

【方法】

一般采用穿刺针埋线法埋植羊肠线，每2周埋植1次，2次为1个疗程。

【注意事项】

（1）埋线治疗急性菌痢有显著疗效，不仅能迅速控制症状，而且能消灭痢疾的病原体。

（2）中毒性菌痢病情急重，需采取综合治疗措施。

（3）急性菌痢发病期间应进行床边隔离，注意饮食。

十八、便秘

便秘是指大便秘结，排便周期或时间延长，或虽有便意但排便困难的病证。可见于多种急、慢性疾病中。包括西医学的功能性便秘，肠易激综合征、直肠及肛门疾病所致便秘，药物性便秘，内分泌及代谢性疾病的便秘，以及肌力减退所致的便秘。

（一）病因病机

病因：外感寒热之邪、内伤饮食情志、阴阳气血不足。

病机：肠腑壅塞或肠失温润，大肠传导不利。

病位：肠，与脾、胃、肺、肝、肾等功能失调均有关联。

病性：实证为主，兼有虚证。

（二）辨证

		实证			虚证
		热秘	气秘	冷秘	虚秘
症状	主症	排便困难			虽有便意但排便不畅，或数日不便但腹无所苦
	兼症	腹胀腹痛，面红身热，口干口臭，小便短赤	腹痛连及两胁，得矢气或便后则舒，嗳气频作或喜叹息	腹部拘急冷痛，拒按，手足不温	临厕努挣乏力，心悸气短，面色无华
	舌脉	舌红、苔黄燥，脉滑数	苔薄腻，脉弦	苔白腻，脉弦紧或沉迟	舌质淡，脉细弱
治法	治则	清泻腑热通便	疏调气机通便	通阳散寒通便	健运脾气通便
	取经	足阳明经、足太阳经、手太阴经、手阳明经为主	足阳明经、足太阳经、足厥阴经为主	足阳明经、足太阳经、任脉为主	任脉经、足太阳经为主

（三）治疗

【取穴】

主穴	配穴	
	分型	取穴
中脘、大肠俞、天枢、支沟、上巨虚	热秘	合谷、曲池
	气秘	太冲
	冷秘	关元
	虚秘	脾俞、气海

【方法】

采用穿刺针埋线法埋植羊肠线。每 15 天埋植 1 次，4 次为 1 个疗程。

【注意事项】

（1）埋线治疗便秘有较好效果，如经多次治疗无效者，应查明病因。

（2）患者应多吃新鲜蔬菜、水果，进行适当体育活动，并养成定时排便的习惯。

（四）医案医话

沈某，女，38 岁，便秘史 5 年，自诉大便三四日一行，形体肥胖，心烦易怒，纳少身疲，口干喜饮，小便短赤，并常出现颜面痤疮、口腔异味、牙龈肿痛等症，舌质红、苔黄厚腻，脉弦滑。辨证属实证便秘（胃肠实热型）。治疗取天枢、腹结、大肠俞、支沟、丰隆、上巨虚、足三里、三阴交穴位埋线，每次 5～6 穴，15 日埋线 1 次，经 3 次治疗基本痊愈，大便每日一行，便质变软，解时通畅，其他伴随症状消失而体重明显减轻。［施茵．穴位埋线治疗便秘 38 例临床观察．江西中医学院学报，2005，17（2）：33－34.］

按　埋线疗法调节患者自主神经系统功能，促进胃肠运动而达到通便作用。针对当前人们高节奏的工作生活，无暇持续治疗的特点，选用穴位埋线法治疗各种证型便秘（尤其是一些虚实不显的顽固性便秘），疗效好，节省时间，且每次治疗针数少，无不良反应，易于被人们所接受。

十九、胁痛

胁痛是以一侧或两侧胁肋部疼痛为主要表现的病证。常见于西医学的急慢性肝炎、肝硬化、肝癌和急慢性胆囊炎、胆石症、胆道蛔虫症等肝胆病变以及肋间神经痛等。

（一）病因病机

病因：实者因气滞、瘀血、湿热闭阻经脉，虚者因精血亏损，经脉失养。

病机：实邪闭阻胁肋部经脉，不通则痛；精血不足，胁肋部经脉失养，不荣则痛。

病位：肝胆，与脾胃的病变有关。

病性：实证为主，兼有虚证。

（二）辨证

		实证			虚证
		肝气郁结	瘀血阻络	湿热蕴结	肝阴不足
症状	主症	一侧或两侧胁肋部疼痛			胁肋隐痛，绵绵不已，遇劳加重
	兼症	胀痛，走窜不定，疼痛每因情志变化而增减，胸闷，喜叹息，得嗳气或矢气则舒，纳呆食少，脘腹胀满	刺痛，固定不移，入夜尤甚	触痛明显，拒按，口干苦，胸闷，纳呆，厌食油腻，恶心呕吐，小便黄赤，或有黄疸	咽干口燥，头晕目眩，两目干涩，舌红、少苔
	舌脉	苔薄白，脉弦	舌质紫暗，脉沉涩	舌苔黄腻，脉弦滑而数	舌红、少苔，脉弦细或细数
治法	治则	疏肝理气	化瘀止痛	清热利湿	补益肝肾
	取经	足少阳经、手少阳经、足厥阴经为主	足少阳经、手少阳经、足太阳经、阿是为主	足少阳经、手少阳经、足阳明经、足太阴经为主	足少阳经、手少阳经、足太阳经为主

（三）治疗

【取穴】

主穴	配穴	
	分型	取穴
期门、支沟、阴陵泉、足三里	肝阴不足	肝俞、肾俞
	湿热蕴结	中脘、三阴交
	瘀血阻络	膈俞
	肝气郁结	太冲

【方法】

一般选用穿刺针埋线法埋植羊肠线，每 15 天埋植 1 次，4 次为 1 个疗程。

【注意事项】

（1）埋线治疗胁痛有较好的效果。但急性胁痛注意查明病因，必要时采取综合治疗。

（2）饮食宜清淡，忌肥甘厚味。心情舒畅，切忌恼怒。

二十、心悸

心悸是患者自觉心中悸动，惊惕不安，甚则不能自主的一种病证，临床一般多呈发作性，每因情志波动或劳累过度发作，且常伴胸闷、气短、失眠、健忘、眩晕、耳鸣等症。病情较轻者为心悸，病情较重者为怔忡，可呈持续性。

（一）病因病机

病因：体虚劳倦，七情所伤，感受外邪，药食不当。

病机：气血阴阳亏虚，心失所养，或邪扰心神，心神不宁。

病位：心，与肝、脾、肾、肺四脏密切相关。

病性：主要有虚实两方面，虚实之间可以相互夹杂或转化。

（二）辨证

		虚证				实证		
		心虚胆怯	心血不足	阴虚火旺	心阳不振	水饮凌心	瘀阻心脉	痰火扰心
症状	主症	心悸不宁，善惊易恐，坐卧不安	心悸气短，头晕目眩，失眠健忘	心悸易惊，心烦失眠，五心烦热，口干，盗汗，思虑劳心则症状加重	心悸不安，胸闷气短，动则尤甚	心悸眩晕，胸闷痞满，渴不欲饮，小便短少	心悸不安，胸闷不舒	心悸时发时止，受惊始作，胸闷烦躁
	兼症	不寐多梦而易惊醒，恶闻声响，食少纳呆	面色无华，倦怠乏力，纳呆食少	伴耳鸣腰酸，头晕目眩，急躁易怒	面色苍白，形寒肢冷	或下肢浮肿，形寒肢冷，伴恶心，欲吐，流涎	心痛时作，痛如针刺，唇甲青紫	失眠多梦，口干苦，大便秘结，小便短赤
	舌脉	苔薄白，脉细略数或细弦	舌淡红，脉细弱	舌红少津，苔少或无，脉象细数	舌淡苔白，脉象虚弱或沉细无力	舌淡胖，苔白滑，脉象弦滑或沉细而滑	舌质紫暗或有瘀斑，脉涩或结代	舌红，苔黄腻，脉弦滑
治法	治则	镇惊定志，养心安神	补血养心，益气安神	滋阴降火，养心安神	温补心阳，安神定悸	振奋心阳，化气行水，宁心安神	活血化瘀，理气通络	清热化痰，宁心安神
	取经	手少阴心经、手厥阴心包经、足少阳经	足太阴脾经、手少阴心经、手厥阴心包经	手少阴心经、足少阴肾经、手厥阴心包经	手少阴心经、手厥阴心包经	足太阴脾经、手少阴心经、手厥阴心包经	手少阴心经、手厥阴心包经	足阳明胃经、手少阴心经、手厥阴心包经

（三）治疗

【取穴】

主穴	配穴	
	分型	取穴
内关、心俞、通里、厥阴俞	心血不足	足三里、脾俞
	心虚胆怯	胆俞
	阴虚火旺	太溪
	心阳不振	神堂
	水饮凌心	阴陵泉
	瘀阻心脉	膈俞
	痰火扰心	丰隆

【方法】

一般选用穿刺针埋线法埋植羊肠线，每15天埋植1次，4次为1个疗程。

【注意事项】

（1）心悸可因多种疾病引起，埋线治疗的同时应积极查找原发病，针对病因进行治疗。

（2）埋线治疗心悸不仅能控制症状，而且对疾病的本身也有调整和治疗作用。但在器质性心脏病出现心力衰竭倾向时，则应及时采用综合治疗措施，以免延误病情。

（3）患者在治疗的同时，应注重畅达情志，避免忧思、恼怒、惊恐等刺激。

（四）医案医话

患者，女，66岁，于2007年10月12日就诊。心悸、胸闷、憋气、胸部不适时轻时重10年余，经当地医院多次检查诊断为"冠心病""心肌缺血"。长期对症服用"复方丹参片""地奥心血康"等药治疗，病情仍未见明显减轻，每年反复发作多次，痛苦万分。经取心俞、膻中、至阳、厥阴俞、膈俞、肝俞、巨阙、内关、通里穴位埋线治疗1次后，第2天上述症状明显好转，心情豁然开朗，特骑自行车行10余公里前来感谢。经3次埋线治疗后，患者述10余年心悸之病去之若失，随访1年未见复发。［刘国政，白晓娟，闫学林．穴位埋线治疗心悸73例．2009，29（4）：47－48．］

按 复方丹参滴丸和冠心苏合丸均为治疗胸痹的有效药物，具有行气解郁、开窍化浊、活血止痛、镇惊安神之功效。把羊肠线浸入复方丹参滴丸或冠心苏合丸制成的乙醇溶液中，使药性渗透到肠线中，埋入穴位后，可起到穴位组织疗法效应和靶向定位给药的双重作用，治疗心悸，疗效显著。

二十一、失眠

失眠是以不能获得正常睡眠为特征的一类病证，主要表现为睡眠时间、深度的不足，轻者入睡困难，或寐而不酣，时寐时醒，或醒后不能再寐，重则彻夜不寐，常影响人们的正常生活。

（一）病因病机

病因：饮食不节，情志失常，劳逸失调，病后体虚。

病机：各种致病因素引起脏腑功能紊乱，气血失和，阴阳失调，阳不入阴。

病位：在心，涉及肝、胆、脾、胃、肾。

病性：有虚有实，且虚多实少。

（二）辨证

		肝火扰心	痰热扰心	心脾两虚	心肾不交	心胆气虚
症状	主症	不寐多梦，甚则彻夜不眠，性情急躁	心烦不寐，胸闷脘痞，泛恶嗳气	不易入睡，多梦易醒，心悸健忘，神疲食少	心烦不寐，入睡困难，心悸多梦	虚烦不寐，触事易惊，终日惕惕，胆怯心悸
	兼症	伴头晕头胀，目赤耳鸣，口干而苦，不思饮食，便秘溲赤	口苦，头重，目眩	伴头晕目眩，四肢倦怠，腹胀便溏，面色少华	伴头晕而鸣，腰膝酸软，潮热盗汗，五心烦热，咽干少津，男子遗精，女子月经不调	伴气短自汗，倦怠乏力，
	舌脉	舌红苔黄，脉弦而数	舌偏红苔黄腻，脉滑数	舌淡苔薄，脉细无力	舌红少苔，脉细数	舌淡脉弦细
治法	治则	疏肝泻火，镇心安神	清化痰热，和中安神	补益心脾，养血安神	滋阴降火，交通心肾	益气镇惊，安神定志
	取经	足厥阴肝经、手少阴心经	足阳明胃经、手少阴心经	足太阴脾经、手少阴心经	足少阴肾经、手少阴心经	足少阳胆经

（三）治疗

【取穴】

主穴	配穴	
	分型	取穴
心俞、内关	心肾不交	复溜、通里、三阴交
	心脾两虚	脾俞、足三里
	肝火扰心	肝俞、神门
	痰热扰心	丰隆、胆俞、肝俞
	心胆心虚	胆俞、肝俞

【方法】

选用穿刺针埋线法埋植羊肠线，每 15 天埋植 1 次，4 次为 1 个疗程。

【注意事项】

（1）埋线治疗失眠有较好的疗效，但在治疗前应经各系统和实验室检查，如由发热、咳喘、疼痛等其他疾病引起者，应同时治疗原发病。

（2）因一时情绪紧张或因环境吵闹、卧榻不适等而引起失眠者，不属病理范围，只要解除有关因素即可恢复正常。老年人因睡眠时间逐渐缩短而容易醒觉，如无明显症状，则属生理现象。

（四）医案医话

患者，女，48 岁。失眠伴头晕 7 个月。月经周期紊乱，时有头晕，阵发性面部烘热，盗汗，焦虑，心悸，烦躁等，舌质偏红，苔薄，脉细数。辨证为心肾不交，阴虚火旺。微创埋线治疗取心俞、神门、足三里、三阴交、肾俞、太溪，均取双侧。每星期治疗 1 次，经治疗 3 次后，症状逐渐好转。又经治疗 5 次后，头晕、失眠症状消失。［孙文善．PGLA 微创埋线治疗失眠．上海针灸杂志，2010，29（11）：746．］

按 PGLA 线体为高分子聚合线体，由聚乳酸羟基乙酸聚合而成，与传统肠线相比，不含有蛋白成分，避免了蛋白过敏排异反应和穴位处结节产生，增强了安全性。PGLA 线体刺激柔和，非常适合失眠埋线治疗。久病虚证以选取所属经脉的原穴或背俞穴为主。

二十二、癫病

癫病以精神抑郁，表情淡漠，沉默痴呆，语无伦次，静而多喜为特征。

（一）病因病机

病因：七情内伤，饮食失节，先天不足。

病机：痰气郁结，蒙蔽神机。

病位：病位在心，与肝、胆、脾关系密切。

病性：初起多属实证，久则虚实夹杂。

（二）辨证

症状		痰气郁结	心脾两虚
症状	主症	精神抑郁，表情淡漠，沉默痴呆，时时太息，言语无序	神思恍惚，魂梦颠倒，心悸易惊，善悲欲哭
	兼症	喃喃自语，多疑多虑，喜怒无常，秽洁不分，不思饮	肢体困乏，饮食锐减，言语无序
	舌脉	舌红苔腻而白，脉弦滑	舌淡，苔薄白，脉沉细无力
治法	治则	理气解郁，化痰醒神	健脾益气，养心安神
	取经	足厥阴肝经，足太阳膀胱经	手少阴心经，足太阴脾经

（三）治疗

【取穴】

主穴	配穴	
	分型	取穴
内关、神门、心俞	痰气郁结	丰隆
	心脾两虚	脾俞、胃俞、足三里、中脘

【方法】

选用穿刺针埋线法埋植羊肠线，每15天埋植1次，4次为1个疗程。

【注意事项】

（1）埋线对本病有一定疗效，但在治疗前应明确诊断，与癔症、脏躁相鉴别。

（2）在治疗过程中，家属应积极配合对患者加强护理，结合心理治疗，以提高疗效。

二十三、狂病

狂病以精神亢奋，狂躁不安，喧扰不宁，骂詈毁物，动而多怒为特征。

（一）病因病机

病因：七情内伤，饮食失节，先天不足。

病机：痰火上扰，神明失主。

病位：病位在心，与肝、胆、脾关系密切。

病性：初起多属实证，久则虚实夹杂。

（二）辨证

		痰火扰神	痰热瘀结	火盛阴伤
症状	主症	起病先有性情急躁，头痛失眠，两目怒视，面红目赤，突发狂乱无知，骂詈号叫，不避亲疏，逾垣上屋	癫狂日久不愈，面色晦滞而秽，情绪躁扰不安，多言不序，恼怒不休，甚至登高而歌，弃衣而走	癫狂久延，时作时止，势已较缓，妄言妄为，呼之已能自制
	兼症	毁物伤人，气力愈常，不食不眠	妄见妄闻，妄思离奇，头痛，心悸而烦	有疲惫之象，寐不安，烦闷焦躁，形瘦，面红而秽，口干便难
	舌脉	舌质红绛，苔多黄腻或黄燥而垢，脉弦大滑数	舌质紫暗，有瘀斑，少苔或薄黄苔干，脉弦细或细涩	舌尖红无苔，有剥裂，脉细数
治法	治则	清心泻火，涤痰醒神	豁痰化瘀，调畅气血	育阴潜阳，交通心肾
	取经	督脉，手少阴心经，手厥阴心包经	督脉，手少阴心经，手厥阴心包经	督脉，手少阴心经，手厥阴心包经

（三）治疗

【取穴】

主穴	配穴	
	分型	取穴
大椎、风池、劳宫、大陵、丰隆	痰火扰神	中脘、神门
	火盛伤阴	神门、大钟、三阴交
	痰热瘀法	合谷、太冲、血海、膈俞

【方法】

选用穿刺针埋线法埋植羊肠线，每 15 天埋植 1 次，4 次为 1 个疗程。

【注意事项】

（1）埋线治疗本病有较好的效果。在治疗过程中，要对患者进行严密的监护，防止自杀以及伤人毁物。

（2）本病易复发，应在病证缓解后的间歇期继续治疗，以巩固疗效。

二十四、痫病

痫病是一种反复发作性神志异常的病证，亦名"癫痫"，俗称"羊痫风"。临床以突然意识丧失，甚则仆倒，不省人事，强直抽搐，口吐涎沫，两目上视或口中怪叫，移时苏醒一如常人为特征。发作前可伴眩晕、胸闷等先兆，发作后常有疲倦乏力等症状。

（一）病因病机

病因：七情失调，先天因素，脑部外伤及感受外邪，饮食所伤。

病机：痰浊内阻，脏气不平，阴阳偏胜，神机受累，元神失控。

病位：与心、肝、脾、肾相关，主要责之于心、肝。

病性：分标本虚实。

（二）辨证

		风痰闭阻	痰火扰神	瘀阻脑络	心脾两虚	心肾亏虚
症状	主症	发作呈多样性，突然跌倒，神志不清，抽搐吐涎或伴尖叫与二便失禁，或短暂神志不清，两目发呆，茫然若失，谈话中断，持物落地，或精神恍惚而无抽搐	发作时昏仆抽搐，吐涎，或有吼叫	一侧面部抽动，颜面口唇青紫	反复发痫，神疲乏力，心悸气短，失眠多梦，面色苍白	痫病频发，神思恍惚，心悸，健忘失眠
	兼症	发病前常有眩晕，胸闷，乏力，痰多，心情不悦	平时急躁易怒，心烦失眠，咯痰不爽，口苦咽干，便秘溲黄，病发后，症情加重，彻夜难眠，目赤	平素头晕头痛，痛有定处，常伴单侧肢体抽搐	体瘦纳呆，大便溏薄	头晕目眩，两目干涩，面色晦暗，耳轮焦枯不泽，腰膝酸软，大便干燥

续　表

		风痰闭阻	痰火扰神	瘀阻脑络	心脾两虚	心肾亏虚
症状	舌脉	舌质红，苔白腻，脉多弦滑有力	舌红，苔黄腻，脉弦滑而数	舌质暗红或有瘀斑，舌苔薄白，脉涩或弦	舌质淡，苔白腻，脉沉细而弱	舌质淡红，脉沉细而数
治法	治则	涤痰熄风，开窍定痫	清热泻火，化痰开窍	活血化瘀，熄风通络	补益气血，健脾宁心	补益心肾，潜阳安神
	取经	督脉，手少阴心经、足阳明胃经	督脉，手少阴心经，足厥阴肝经	督脉，足厥阴肝经	督脉，足太阴脾经，手少阴心经	督脉，足少阴肾经，手少阴心经

（三）治疗

【取穴】

主穴	配穴	
	分型	取穴
水沟、筋缩、鸠尾、丰隆、阳陵泉	风痰闭阻	本神、风池、太冲
	痰火扰神	行间、内关、合谷
	瘀阻脑络	百会、太阳、膈俞
	心脾两虚	心俞、脾俞
	心肾亏虚	心俞、肾俞、太溪

【方法】

选用穿刺针埋线法埋植羊肠线。对一些体质强壮，发作较频繁者可选用割治埋线法埋植羊肠线。一般15天埋植1次，4次为1个疗程。

【注意事项】

（1）埋线治疗癫痫有一定的疗效，但应做脑电图等检查以明确诊断。有条件者应做核磁共振检查，以与中风、厥证、癔症等相鉴别。对继发性癫痫，更应重视原发病的诊断、治疗。

（2）癫痫间歇期也应坚持辨证治疗，以治其本。

（3）对癫痫持续发作伴有高热、昏迷等危重病例必须采取综合疗法。

（4）应避免精神刺激和过度劳累；注意饮食起居，以防复发。

（四）医案医话

楼某，男4岁，患有癫痫1年，伴夜尿。诊断癫痫（肾精亏虚型）。体针取穴：四神聪、印堂、太阳、悬钟、丰隆、合谷、足三里、太冲、夜尿点（小指远端指间关节横纹中点），飞针刺入后，行补法，隔日治疗1次。穴位埋线取肝俞、肾俞、鸠尾、癫痫穴。每隔3周施治1次。共经3个月的治疗，已基本控制了癫痫发作，夜尿已停止。[张家维. 针灸经验举隅. 中国针灸，2006，S₁]

按　张教授认为穴位埋线疗法，因羊肠线在体内吸收慢，对人体没有副作用，将羊肠线置于相应的穴位，可对穴位进行较长时间的刺激，故常用于一些病程长且比较顽固的疾病，如癫痫、面肌痉挛、肥胖症等。以往在埋线过程中，患者容易出现癫痫发作，用安定注射液浸泡羊肠线后，患者在埋线过程中出现癫痫发作的情况明显减少。

二十五、癔症

以心情抑郁，情绪不宁，胸部满闷，胁肋胀痛，或易怒易哭，或咽中如有异物梗阻等为主要表现的疾病。

（一）病因病机
病因：情志失调，体质因素。
病机：肝气郁结，气机郁滞，五脏气血失调。
病位：肝，涉及心、脾、肾。
病性：初起多实，日久转虚或虚实夹杂。

（二）辨证

		肝气郁结	气郁化火	痰气郁结	心神失养	心脾两虚	心肾阴虚
症状	主症	精神抑郁，情绪不宁，胸部满闷，胁肋胀痛，痛无定处	性情急躁易怒，胸胁胀满，口苦而干，或头痛目赤，耳鸣	精神抑郁，胸部闷塞，胁肋胀满	精神恍惚，心神不宁，多疑易惊，悲忧善哭，喜怒无常	多思善疑，头晕神疲，心悸胆怯，失眠健忘	情绪不宁，心悸，健忘，失眠，多梦
	兼症	脘闷嗳气，不思饮食，大便不调	嘈杂吞酸，大便秘结	咽中如有物梗阻，吞之不下，咯之不出	或时时欠伸，或手舞足蹈，骂詈喊叫等	纳差，面色不华	五心烦热，盗汗，口咽干燥
	舌脉	苔薄腻，脉弦	便秘结，舌质红，苔黄，脉弦数	苔白腻，脉弦滑	舌质淡，脉弦	舌质淡，苔薄白，脉细	舌红少津，脉细数
治法	治则	疏肝解郁，理气畅中	疏肝解郁，清肝泻火	行气开郁，化痰散结	甘润缓急，养心安神	健脾养心，补益气血	滋养心肾

续 表

		肝气郁结	气郁化火	痰气郁结	心神失养	心脾两虚	心肾阴虚
治法	取经	足厥阴肝经，手厥阴心包经	足厥阴肝经，手厥阴心包经，足阳明胃经	足厥阴肝经，手厥阴心包经，足阳明胃经	足厥阴肝经，手厥阴心包经，手少阴心经	足厥阴肝经，手厥阴心包经，足太阴脾经	足厥阴肝经，手厥阴心包经，足少阴肾经

（三）治疗

【取穴】

主穴	配穴	
	分型	取穴
神门、大陵、内关、期门、心俞、合谷、太冲	肝气郁结	行间、肝俞
	气郁化火	行间、内庭、支沟
	痰气郁结	日月、丰隆
	心脾两虚	脾俞、三阴交、足三里、中脘
	心神失养	百会、间使
	心肾阴虚	三阴交、太溪、肾俞

【方法】

选用穿刺针埋线法埋植羊肠线，每15天埋植1次，4次为1个疗程。

【注意事项】

（1）本病是一种心因性的情志病，治疗时不能忽视语言的暗示作用，应该恰如其分地解除病员的思想顾虑，树立战胜疾病的信心。

（2）应经各系统检查和实验室检查以排除器质性疾病，应与癫病、狂病以及脑动脉硬化、脑外伤等所产生的精神症状作鉴别。

二十六、咳嗽

咳嗽是肺系疾病的主要证候之一，以咳嗽、咯痰为主要临床特征。

（一）病因病机

病因：外感六淫，内邪干肺。

病机：肺失宣降，肺气上逆。

病位：病变主脏在肺，与肝、脾有关，久则及肾。

病性：外感咳嗽属于邪实，内伤咳嗽多属邪实与正虚并见。

（二）辨证

症状		风寒袭肺	风热犯肺	风燥伤肺	痰湿蕴肺	痰热郁肺	肝火犯肺	肺阴亏耗
症状	主症	咳声重浊，气急，喉痒，咯痰稀薄色白	咳嗽频剧，气粗或咳声嘶哑，喉燥咽痛，咯痰不爽，痰黏稠或黄，咳时汗出	干咳，连声作呛，喉痒，咽喉干痛，唇鼻干燥，无痰或痰少而黏，不易咯出	咳嗽反复发作，咳声重浊，痰多，因痰而嗽，痰出咳平，痰黏腻或稠厚成块，色白或带灰色，每于早晨或食后则咳甚痰多，进甘甜油腻食物加重	咳嗽，气息粗促，或喉中有痰声，痰多质黏厚或稠黄，咯吐不爽，或有热腥味，或咯血痰	上气咳逆阵作，咳时面赤，咽干口苦，常感痰滞咽喉而咯之难出	干咳，咳声短促，痰少黏白，或痰中带血丝，或声音逐渐嘶哑
	兼症	鼻塞，流清涕，头痛，肢体酸楚，恶寒发热，无汗	鼻流黄涕，口渴，头痛，身楚，或见恶风、身热等表证	或痰中带有血丝，口干，初起或伴鼻塞，头痛，微寒，身热等表证	胸闷，脘痞，呕恶，食少，体倦，大便时溏	胸胁胀满，咳时引痛，面赤，或有身热，口干而黏，欲饮水	量少质黏，或如絮条，胸胁胀痛，咳时引痛，症状可随情绪波动而增减	午后潮热，颧红，盗汗，口干咽燥，日渐消瘦，神疲
	舌脉	舌苔薄白，脉浮或浮紧	舌苔薄黄，脉浮数或浮滑	舌质红干而少，苔薄白或薄黄，脉浮	舌苔白腻，脉象濡滑	舌质红，舌苔薄黄腻，脉数滑	舌红或舌边红，舌苔薄黄少津，脉弦数	舌质红少苔，脉细数
治法	治则	疏风散寒，宣肺止咳	疏风清热，宣肺止咳	疏风清肺，润燥止咳	燥湿化痰，理气止咳	清热肃肺，豁痰止咳	清肺泻肝，顺气降火	滋阴润肺，化痰止咳
	取经	手太阴肺经足太阳膀胱经	手太阴肺经手阳明大肠经	手太阴肺经足少阴肾经	手太阴肺经足阳明胃经	手太阴肺经足阳明胃经	手太阴肺经足厥阴肝经	手太阴肺经足少阴肾经

（三）治疗

【取穴】

主穴	配穴	
	分型	取穴
天突、肺俞	风寒袭肺	风门、合谷
	风热犯肺	大椎、曲池、尺泽
	风燥伤肺	太溪、照海
	痰湿蕴肺	足三里、丰隆
	痰热郁肺	太渊、丰隆、脾俞

主穴	配穴	
	分型	取穴
天突、肺俞	肝火犯肺	行间、鱼际
	肺阴亏耗	肾俞、膏肓、太溪

【方法】

选用穿刺针埋线法或埋线针埋线法埋植羊肠线，每15天埋植1次，4次为1个疗程。

【注意事项】

（1）内伤咳嗽病程较长，易反复发作，应坚持长期治疗。急性发作时宜标本兼顾；缓解期需从调整肺、脾、肾三脏功能入手，重在治本。

（2）本病若出现高热、咯吐脓痰、胸闷喘促气短等重症时，应采用综合措施治疗。

（3）感冒流行期间应减少外出，避免因感冒诱发本病。咳嗽发作时应注意休息，谨防病情加重。

（4）平时注意锻炼身体，增强体质，提高机体防御疾病的能力及对寒冷环境的适应能力。因过敏而发作者宜查找过敏原，避免接触而诱发。做好防寒、防尘、防毒、防大气污染工作，严禁吸烟，少食海腥发物。

（四）医案医话

患者石某，女，47岁，2009年5月因"反复咳嗽15年，加重伴咳则腰痛10年，咳则遗溺6年，再发1周"就诊，患者15年前患慢性支气管炎，每遇季节交替、天气变化时极易感冒，而致咳嗽、咯痰，咳嗽不甚剧烈，痰亦不多，每次均经过抗炎治疗而好转。几乎每年发作，10年前开始出现感冒咳嗽时腰痛，并逐渐加重，近年来每当咳嗽之前要双手扶腰，做好准备才能咳嗽，否则腰部剧痛难忍。近五六年来，出现咳则遗溺，不能自控，咳嗽用力时更为明显，以致不敢用力咳嗽，仍不能完全避免遗溺，1周前感冒后诸症发作，咳则腰痛剧烈，并伴遗溺，而来就诊，发病以来，饮食可，夜眠欠佳，大便正常。查患者舌体偏胖，苔薄白，脉细弱。诊断：咳嗽（肾咳膀胱咳）。治则以补肾益肺，通经祛邪。治疗方法以穴位埋线，取穴如下：肺俞（双）、肾俞（双）、委中（双）。[凡明海.穴位埋

线治疗肾咳、膀胱咳 1 例. 医药前沿，2012，2（2）：219]

按 咳嗽是肺脏的主要症状之一，但人体是一个统一的有机整体，各脏腑在功能上相互为用，脏腑之间有经脉相互联系，所以在疾病上也会相互影响。《黄帝内经》对肾咳、膀胱咳的症状和治疗都有明确论述："五脏六腑皆令人咳，非独肺也"；"肾咳之状，咳则腰痛相引而痛，甚则咳涎"；"肾咳不已，膀胱受之，膀胱咳状，咳则遗溺"。"治脏者治其俞，治府者治其合"。

二十七、哮喘

支气管哮喘是一种常见的、反复发作的肺部过敏性疾病。以阵发性呼吸喘促及喉间哮鸣为主要临床特征。

（一）病因病机

病因：外邪侵袭，饮食不当，情志失调，体虚病后。

病机：肺失肃降，肺气上逆。

病位：肺，与脾、肾关系密切。

病性：本虚标实，发作期实证为主。

（二）辨证

		实证		虚证		
		寒饮伏肺（冷哮）	痰热遏肺（热哮）	肺脾气虚	肺肾两虚	心肾阳虚
症状	主症	遇寒触发，胸膈满闷，呼吸急促，喉中痰鸣，咯痰稀白	喘急胸闷，喉中哮鸣，声高息涌	咳喘气短，动则加剧	短气而喘，咳嗽痰少	喘促短气，呼多吸少，气不得续
	兼症	初起恶寒，无汗，喉痒，痰白并稀薄多泡沫，咯吐不易，面苍白或青灰，口不渴，喜热饮	头痛，有汗，面红，张口抬肩，不能平卧，痰色黄而胶黏，咯痰不爽，烦燥，口渴，便秘	咳声低怯，痰液清稀，畏风自汗，神疲倦怠，食少便溏	头晕耳鸣，腰膝酸软，潮热盗汗	畏寒肢冷，尿少浮肿，甚则喘急烦躁，心悸神昧，冷汗淋漓，唇甲青紫
	舌脉	舌质淡，苔白滑，脉浮紧	舌质红，苔黄腻，脉滑数	舌淡、苔薄白，脉濡细	舌红、少苔，脉细数	舌质紫暗或有瘀点、瘀斑，苔薄白，脉沉细或微弱而结代

		实证		虚证		
		寒饮伏肺（冷哮）	痰热遏肺（热哮）	肺脾气虚	肺肾两虚	心肾阳虚
治法	治则	温肺散寒，化痰平喘	清热宣肺，化痰平喘	补肺固卫，健脾化痰	补肺温肾，纳气平喘	扶阳固脱，镇摄肾气
	取经	手太阴肺经、足太阳膀胱经	手太阴肺经、手阳明大肠经、足阳明经胃经	手太阴肺经、足太阴脾经	手太阴肺经、足少阴肾经、任脉	手太阴肺经、足太阳膀胱经、足少阴肾经

（三）治疗

【取穴】

主穴	配穴	
	分型	取穴
天突、肺俞	寒饮伏肺（冷哮）	风门、大渊
	痰热遏肺（热哮）	大椎、曲池、太白
	肺脾气虚	脾俞、足三里
	肺肾两虚	肾俞、关元、太溪
	心肾阳虚	心俞、肾俞、气海、关元、内关

【方法】

一般采用穿刺针埋线法埋植羊肠线，每15天埋植1次，4次为1个疗程。

【注意事项】

（1）埋线治疗哮喘，在急性发作期以控制症状为主；在缓解期以扶助正气、提高抗病能力、控制或延缓急性发作为主。

（2）哮喘发作持续24小时以上，或经治疗12小时以上仍未能控制者，易导致严重缺氧、酸碱平衡破坏及电解质紊乱，出现呼吸、循环衰竭，宜采取综合措施治疗。

（3）在缓解期间，可用艾条灸风门、肺俞、膏肓、脾俞、肾俞、关元、气海、足三里等穴。每次选用3～5穴，灸至皮肤潮红为度。每日1次，连续灸治3～6个月，常有较好的防治作用。

（4）平时积极锻炼身体，增强体质，提高防寒、耐寒能力。认真查找过敏原并积极预防，避免一次性大量接触花粉、烟尘等致敏物质，少食肥甘厚腻之品及海腥发物。

（四）医案医话

张某，女，47 岁，2001 年 4 月 16 日初诊。自述咳喘 16 天，偶尔受凉即发作，伴咳嗽，咯白黏痰，胸闷气喘，不能平卧，每次发作时间持续 20 天左右，曾多方中西药治疗，效差，前来就诊。诊见面色萎黄，喘促气短，咳声低弱，喉间痰鸣，舌淡苔薄白，脉沉细。如上法施治，1 次埋线治疗，咳喘症状明显减轻，4 次埋线，症状完全消失。续埋线 2 次，以资巩固，获痊愈。随访患者一切如常，未发作。[李公星，刘国光．穴位埋线治疗哮喘 30 例．河南中医，2005，25（2）：68]

按 李公星认为：哮喘发病多因肺不能布散津液，脾不能运输精微，肾不能蒸化水液，以致津液凝聚成痰，伏藏于肺而致；"久病入络"，肺络受阻，气机不畅，是其发病的基本环节。复加气候变化，外感邪气，饮食不当，情志失调，劳倦太过等因素而诱发。证属本虚标实。治宜标本兼顾。取肺经络穴列缺，宣肺解表，肺气所注之俞肺俞益肺之气阴，扶正固本，使肺之宣降有权。大椎为督脉之穴，督脉总督诸阳，为阳脉之海；风门为足太阳膀胱经穴，太阳为六经之藩篱，二穴相配固表以养肺。膻中为气之所会，降气平喘。关元、肾俞、太溪、中脘、丰隆、足三里配伍以补元阳，益肺、脾、肾三脏之气，截断伏痰之源，以治其本。诸穴相配，故获良效。

二十八、黄疸

黄疸是指因胆汁外溢而致目黄、身黄、小便发黄，其中尤其以目黄为确定黄疸的主要依据。

（一）病因病机

病因：感受疫毒湿热之邪、饮食所伤、肝胆湿热、脾胃虚弱。
病机：湿邪阻滞，胆液不循常道外溢而发黄。
病位：肝胆，与脾、胃有关。
病性：实证虚证并见。

（二）辨证

症状		阳黄	阴黄
	主症	目黄、身黄、小便黄	
	兼症	黄色鲜明，口干，发热，小便黄赤，大便秘结	黄色晦暗，神疲乏力，纳呆便溏

续 表

		阳黄	阴黄
症状	舌脉	苔黄腻，脉滑数	舌淡、苔腻，脉沉细或濡缓
治法	治则	清热利湿	温中化湿
	取经	足少阳、足太阳、足厥阴经为主	足少阳、足阳明、足太阳经为主

（三）治疗

【取穴】

主穴	配穴	
	分型	取穴
胆俞、阳陵泉、阴陵泉、至阳	阳黄	内庭、太冲
	阴黄	脾俞、中脘、足三里

【方法】

一般采用穿刺针埋线法埋植羊肠线，每15天埋植1次，4次为1个疗程。

【注意事项】

（1）埋线治疗急性黄疸性肝炎有显著疗效。但应严格隔离，以防传染。

（2）对于其他原因引起的黄疸，埋线治疗的同时还应配合中西医综合治疗措施。

二十九、水肿

水肿是指体内水液潴留、泛溢肌肤而以头面、眼睑、四肢、腹背甚至全身浮肿为临床特征的一类病证。常见于西医学的急慢性肾炎、慢性充血性心力衰竭、肝硬化、贫血、内分泌失调以及营养障碍等疾病所出现的水肿。

（一）病因病机

病因：外感风寒湿热之邪，水湿浸渍，湿毒侵淫，湿热内盛，饮食劳倦，肾气虚衰。

病机：肺失宣降，脾失转输，肾失开合，膀胱气化失常，导致体内水液潴留，泛滥肌肤。

病位：在肺、脾、肾三脏，与心有密切关系。

病性：阳水为实，阴水为虚，虚实在一定条件下可以相互转化。

（二）辨证

		阳水	阴水
症状	主症	多为急性发作，初起面目微肿，继则遍及全身，肿势以腰部以上为主，皮肤光泽，按之凹陷易复，胸中烦闷，其甚则呼吸急促，小便短少而黄	多为慢性发病，初起足跗微肿，继而腹、背、面部等渐见浮肿，肿势时起时消，按之凹陷难复，气色晦滞，小便清利或短涩
	兼症	恶寒发热、咽痛	脾虚者兼见肢闷纳少、大便溏泻；虚者兼见肢冷神疲、腰膝酸软
	舌脉	苔白滑或腻，脉浮滑或滑数	舌淡、苔白，脉沉细或迟
治法	治则	疏风利水	温阳利水
	取经	以足太阳膀胱经、手太阴肺经、足厥阴脾经、足阳明胃经为主	以足太阳膀胱经、足太阴脾经、任脉为主

（三）治疗

【取穴】

主穴	配穴		
	分型		取穴
水分、水道、三焦俞、委阳、阴陵泉	阳水		肺俞、列缺、合谷
	阴水	脾虚	脾俞、足三里、三阴交
		肾虚	肾俞、关元、足三里

【方法】

可选用穿刺针埋线法埋植羊肠线，每 15～30 天埋植 1 次，4 次为 1 个疗程。

【注意事项】

（1）埋线治疗水肿有一定疗效。但当水肿出现胸满腹大、喘咳、心悸、神昏等水毒凌心犯肺症状时，应采取综合治疗措施。

（2）水肿初期应吃无盐饮食，肿势渐退后（约 3 个月）可进少盐饮食，待病情好转后逐渐增加食盐量。

（3）注意摄生，慎防感冒，避免劳倦，节制房事。

（四）医案医话

杨某，女，32 岁，本院职工。病史：6 年前产后身体发胖，每天晨起后即见膝以下指凹性水肿，足踝处为重。曾在我院内科、血管外科检查，未发现与水肿相关疾病，诊为特发性浮肿。因其伴有乏力、腰痛、舌淡有齿痕、脉沉弱等症，辨证为气虚水肿。经用 3 号补气药线植入 1 次后，第 2 天浮肿消失，巩固治疗 2 个疗程，体重减轻 6kg，停止治疗后随访 6 个月，浮肿未发，体重未增。[段俊英.穴位埋线治疗特发性浮肿 36 例. 针灸推拿杂志，2005，25（7）：512]

按 段俊英认为：特发性浮肿属中医内伤水肿范畴，主要应责之于脾、肾二脏，并与肝之疏泄及膀胱气化不利有关。所取三阴交为脾经本穴，又是足三阴经交会之处，刺激此穴可调理肝、脾、肾三脏功能。肾俞为膀胱经腧穴，是肾经经气转输之处，此穴可调补肾气，助膀胱气化而通调水道。在此 2 穴埋入药线，一可刺激穴位调整脏腑功能，疏通经络，平衡阴阳；二可借线体所载中药以补虚泻实，调和气血；埋线所用针具较毫针粗大，可增强穴位刺激，最终达到愈病疗疾的目的。

三十、癃闭

癃闭是由于肾和膀胱气化失司导致的以排尿困难，全日总尿量明显减少，小便点滴而出，甚则闭塞不通为临床特征的一种病证。其中以小便不利，点滴而短少，病势较缓者称为"癃"；以小便闭塞，点滴全无，病势较急者称为"闭"。癃和闭虽有区别，但都是指排尿困难，只是轻重程度上的不同，因此多合称为癃闭。多见于老年男性、产后妇女及手术后患者。相当于西医学的尿潴留。

（一）病因病机

病因：湿热下注、肺热壅盛、肝郁气滞、尿路阻塞、脾气不升、肾气亏虚。

病机：膀胱气化不利。

病位：膀胱。

病性：实证、虚证都有。起病急骤，病程较短者，多实；起病较缓，病程较长者，多虚。

（二）辨证

		实证			虚证
		湿热下注	肝郁气滞	瘀浊闭阻	肾气亏虚
症状	主症	小便点滴不通，或量少而短赤灼热	小便不通，或通而不爽，胁腹胀满	小便点滴而下，或尿细如线，甚则阻塞不通	小便不通或点滴不爽，排出无力

		实证			虚证
		湿热下注	肝郁气滞	瘀浊闭阻	肾气亏虚
症状	兼症	小腹胀满，口苦口黏，或口渴不欲饮，或大便不畅	情志抑郁，或多烦易怒	小腹胀满疼痛	面色㿠白，神气怯弱，畏寒怕冷，腰膝冷而酸软无力
	舌脉	苔根黄腻，舌质红，脉数	舌红，苔薄黄，脉弦	舌质紫暗或有瘀点，脉细涩	舌淡，苔薄白，脉沉细而弱
治法	治则	清热利湿，通利小便	疏利气机，通利小便	行瘀散结，通利水道	温补肾阳，化气利尿
	取经	以足太阳经，任脉为主	以足太阳经，足厥阴经为主	以足太阳经，足太阴经为主	以经足太阳经，足少阴经为主

（三）治疗

【取穴】

主穴	配穴	
	分型	取穴
关元、三阴交、阴陵泉、膀胱俞	湿热下注	中极、行间
	肾气不足	在冲、支沟
	瘀浊闭阻	血海、膈俞
	肾气亏虚	肾俞、太溪

【方法】

可选用三角缝合针埋线法或穿刺针埋线法埋植羊肠线，每15～30天埋植1次，4次为1个疗程。

【注意事项】

（1）埋线治疗癃闭疗效满意。若膀胱充盈过度，经埋线治疗1小时后仍不能排尿者，应及时采取导尿措施。

（2）癃闭患者往往伴有精神紧张，在埋线治疗的同时，应解除精神紧张，反复做腹肌收缩、松弛的交替锻炼。

（3）癃闭兼见哮喘、神昏时，应采取综合治疗措施。

三十一、淋证

淋证是以小便频急、淋沥不尽、尿道涩痛、小腹拘急或痛引腰腹为主要特征的病证。常见于西医学的急性尿路感染、结石、结核、肿瘤和急慢性前列腺炎、膀胱炎、乳糜尿等。中医学历代对淋证分类有所不同，根据症状和病因病机，一般分为热淋、石淋、血淋、气淋（肝郁气滞）、膏淋（湿热下注）和劳淋6种类型。

（一）病因病机

病因：膀胱湿热，肝郁气滞，脾肾亏虚。

病机：肾虚，膀胱湿热，气化失司。

病位：肾与膀胱，且与肝脾有关。

病性：有虚有实，初病多实，久病多虚，初病体弱及久病患者，亦可虚实并见。

（二）辨证

		实证					虚证
		热淋	石淋	气淋	血淋	膏淋	劳淋
症状	主症	小便频急短涩，尿道灼热刺痛，尿色黄赤，少腹拘急胀痛	尿中时夹砂石，小便艰涩，或排尿时突然中断，尿道窘迫疼痛	小便涩痛，淋沥不宜	小便热涩刺痛，尿色深红	小便浑浊如米泔水，置之沉淀如絮状，上有浮油如脂	小便不甚赤涩，但淋沥不已，时作时止，遇劳即发
	兼症	或有寒热，口苦，呕恶，或腰痛拒按，或有大便秘结	少腹拘急，或腰腹绞痛难忍，痛引少腹，连及外阴，尿中带血	小腹胀满疼痛	或夹有血块，疼痛满急加剧，或见心烦	或夹有凝块，或混有血液，尿道热涩疼痛	腰酸膝软，神疲乏力
	舌脉	苔黄腻，脉滑数	舌红，苔薄黄	苔薄白，脉多沉弦	舌苔黄，脉滑数	舌红，苔黄腻，脉濡数	舌淡，苔薄白，脉沉细而弱
治法	治则	清热解毒，利湿通淋	清热利尿，通淋排石	疏利气机，通淋	清热通淋，凉血止血	清热利湿，分清泄浊	健脾益肾
	取经	以足太阳经，足厥阴阴经为主	以足太阳经，足太阴经为主	以足太阳经，足厥阴经为主	以足太阳经，足太阴经为主	以足太阳经，足太阴经为主	以足太阳经，足少阴经为主

（三）治疗

【取穴】

主穴	配穴		
	分型	取穴	
中极、阴陵泉、行间、膀胱俞	血淋	血海、三阴交	
	膏淋	肾俞、照海	
	气淋	曲泉	
	石淋	委阳	
	热淋	内庭、三阴交	
	劳淋	脾俞、肾俞、关元、足三里	

【方法】

多选用穿刺针埋线法埋植羊肠线，每 15 日埋植 1 次，3 次为 1 个疗程。

【注意事项】

（1）埋线治疗本病急性期可迅速缓解疼痛。

（2）石淋患者应多饮开水，并嘱患者多做跑跳动作，以促进排石。若并发严重感染，肾功能受损，或结石体积较大，埋线难以奏效，则采用其他疗法。

（3）膏淋、劳淋气血虚衰者，应适当配合中药以补气养血。

（四）医案医话

谢某，45 岁，农民，2008 年 3 月 2 日来我科就诊。主诉：尿急、尿频、尿痛、夜尿多，下腹坠胀疼痛 5 年余。前列腺液细菌培养阳性，镜检：白细胞计数 18/HP，卵磷脂小体（＋），B 超检查前列腺轻度肿大，膀胱内有少量残余尿。诊断：慢性前列腺炎，合并前列腺轻度增生。曾用中西药物治疗，症状无明显改善，经穴位埋线治疗 3 个疗程后，诸症消失，前列腺液细菌培养阴性，镜检：白细胞 1～2/HP，卵磷脂小体（＋＋＋），B 超检查前列腺正常，临床治愈。后多次随访，均未复发。[贾天鹏. 穴位埋线治疗慢性前列腺炎. 中西医结合杂志，2011，24（8）：89]

按 贾天鹏认为：慢性前列腺炎，根据其病因及症状表现，属于中医学"淋证""癃闭""精浊"的范畴，其病因均由肾气不足、肝郁气滞，膀胱气化无力所致，前列腺局部为任督二脉、足厥阴肝经、足少阴肾经、足阳明胃经以及足太阴脾经所过，所以慢性前列腺炎的症状常表现为尿频、尿急、尿痛、小腹以及会阴部疼痛不适。慢性前列腺炎病位深且大多数患者病程日久，"久病入络"，以局部治疗为主，下腹部穴位埋线，可调补元气，疏通经络，行气解郁，通利膀胱，活血化瘀，达到行气通络，化瘀利水，止痛之目的。

三十二、遗精

遗精是指不因性生活而精液频繁遗泄的病证，又称"失精"。有梦而遗精，称为"梦遗"；无梦而遗精，甚至清醒时精液流出，称"滑精"。常见于西医学的男子性功能障碍、前列腺炎、神经衰弱、精囊炎及睾丸炎等疾病之中，未婚或已婚但无正常性生活的男子每月遗精 2～4 次者属正常现象。

遗精病位在肾，多由肾气不能固摄所致。肾为先天之本，藏精之所，水火之脏。若所求不遂，情欲妄动，沉湎房事，精脱伤肾，劳倦过度，气不摄精，饮食不节，湿浊内扰等均可使肾不固摄，精关失守而致遗精滑泄。

（一）病因病机

病因：肾虚不固，心脾两虚，阴虚火旺，湿热下注。

病机：肾不固涩，精关失守。

病位：肾。

病性：有实有虚。初病多实，久病多虚。

（二）辨证

		实证	虚证		
		湿热下注	肾气不固	心脾两虚	阴虚火旺
症状	主症	梦中遗精频作，尿后有精液外流	遗精频作，甚则滑精	遗精常因思虑过多或劳倦而作	梦中遗精，夜寐不宁
	兼症	小便短黄混浊且热涩不爽，口苦烦渴	面色少华，头晕目眩，耳鸣，腰膝酸软，畏寒肢冷	心悸怔忡，失眠健忘，面色萎黄，四肢倦怠，食少便溏	头晕，耳鸣目眩，心悸易惊，神疲乏力，尿少色黄
	舌脉	舌红、苔黄腻，脉滑数	舌淡、苔薄白，脉沉细而弱	舌淡、苔薄，脉细弱	舌尖红、苔少，脉细数
治法	治则	清热利湿、调气固精	益气养血、补虚固本		育阴潜阳、护肾摄精
	取经	以足太阳经，任脉为主	以足太阳经、足少阴经为主	以足太阴经、足太阳经为主	以足太阳经、足太阴经为主

（三）治疗

【取穴】

主穴	配穴	
	分型	取穴
会阴、关元、肾俞、次髎、三阴交	肾虚不固	志室、太溪
	心脾两虚	心俞、脾俞
	阴虚火旺	太溪、神门
	湿热下注	中极、阴陵泉

【方法】

多选用穿刺针埋线法埋植羊肠线，每15日埋植1次，3次为1个疗程。

【注意事项】

（1）埋线治疗本病可获得满意疗效。对于器质性疾病引起者应同时治疗原发病。

（2）遗精多属功能性，在治疗的同时应消除患者的思想顾虑。

（3）节制性欲，杜绝手淫；禁看淫秽书刊和黄色录像。

（4）睡眠养成侧卧习惯，被褥不宜过厚，衬裤不宜过紧。

三十三、阳痿

阳痿又称"阴痿"，是指男子未到性功能衰退年龄，出现性生活中阴茎不能勃起或勃起不坚，影响正常性生活的病证。常见于西医学的男子性功能障碍及某些慢性虚弱疾病。本病的发生多因房事不节，手淫过度；或过于劳累、疲惫；异常兴奋、激动；高度紧张、惊恐伤肾；命门火衰、宗筋不振；嗜食肥甘、湿热下注、宗筋迟缓而致。

（一）病因病机

病因：命门火衰，心脾两虚，惊恐伤肾，肝郁不舒，湿热下注。

病机：宗筋失养而弛纵，引起阴茎痿弱不起。

病位：病位在肾，并与脾、胃、肝关系密切。

病性：有虚有实。

（二）辨证

		实证		虚证		
		湿热下注	肝郁不舒	命门火衰	心脾两虚	惊恐伤肾
症状	主症	梦中遗精频作，尿后有精液外流	阳痿不举，情绪抑郁或烦躁易怒	阳事不举，精薄清冷	阳事不举，精神不振，夜寐不安，健忘	阳痿不举，或举而不坚
	兼症	小便短黄混浊且热涩不爽，口苦烦渴	胸脘不适，胁肋胀闷，食少便溏	阴囊阴茎冰凉冷缩，或局部冷湿，腰酸膝软，头晕耳鸣，畏寒肢冷，精神萎靡，面色㿠白	胃纳不佳，面色少华	胆怯多疑，心悸易惊，夜寐不安，易醒
	舌脉	舌红、苔黄腻，脉滑数	苔薄，脉弦	舌淡，苔薄白，脉沉细，右尺尤甚	舌淡、苔薄白，脉细	苔薄白，脉弦细
治法	治则	清热利湿，调气固精	疏肝解郁	温肾壮阳，滋肾填精	补益心脾	益肾宁神
	取经	以足太阳经，任脉经为主	以足太阳经，足厥阴经为主	以足太阳经，督脉为主	以足太阴经，足太阳经为主	以足太阳经，督脉经为主

（三）治疗

【取穴】

主穴	配穴	
	分型	取穴
关元、中极、肾俞、三阴交	命门火衰	命门、志室、气海
	心脾两虚	心俞、脾俞、足三里
	惊恐伤肾	命门、百会、神门
	湿热下注	阴陵泉透阳陵泉、曲骨
	肝郁不舒	太冲、曲骨

【方法】

多选用穿刺针埋线法埋植羊肠线，每15日埋植1次，3次为1个疗程。

【注意事项】

（1）埋线治疗阳痿疗效尚佳。

（2）阳痿多属功能性，因此在治疗同时要消除患者顾虑，做好思想工作。

（3）患者恢复后仍要适当节制房事。

（四）医案医话

男，38岁，1997年4月26日初诊。既往有手淫史，但婚后性生活正常，4年前因工作压力大，同房次数减少，感觉性欲减退，并偶有阳痿现象，之后逐渐加重，近2年同房从未成功。伴腰酸乏力、头晕，情绪不稳定，或抑郁或烦躁不安，晨起口苦明显，舌淡苔白，脉弦细。诊断：阳痿，治宜培肾固本、疏调肝气。曲骨透阴根穴（耻骨联合与阴茎根部之间，约为曲骨下2.5cm）、太冲透涌泉（单侧）、太溪（对侧）埋线治疗3次后，阴茎偶能勃起，但举而无力，自觉精神状态好转，信心倍增。治疗2个疗程后阳痿已愈，1年后随访，疗效巩固。[秦文栋. 穴位注射埋线治疗阳痿68例. 山东中医杂志，2005，21（2）：94－95]

按 中医学认为阴茎勃起功能是充盛的肾气在肝的疏泄作用下直达外窍的结果，阴茎内通于精室，为肾之窍，又为足厥阴肝经络属，故肾之精气亏虚或（和）气机不利、肝失疏泄是阳痿的主要病理机制。治疗当以培肾固本、疏调肝气为主。埋线使机体在阴茎勃起功能上产生兴奋与抑制的良性反馈机制，故本疗法远期疗效亦令人满意。

三十四、糖尿病

糖尿病是内分泌系统的一种常见的新陈代谢障碍性疾病，隶属于中医学"消渴"的范畴。以多饮、多食、多尿、消瘦、尿糖及血糖增高为特征。可分为原发性和继发性两大类。原发性又分为糖尿病1型和糖尿病2型（非胰岛素依赖型）；继发性为数不多。糖尿病的发病机制主要是由于胰岛素的绝对或相对不足，导致糖代谢的紊乱，使血糖、尿糖过高。进而又导致脂肪和蛋白质代谢的紊乱，多见于中年以后，男性略高于女性。

（一）病因病机

病因：禀赋不足、过食肥甘，情志失调，劳欲过度。

病机：阴精亏损，燥热过盛。

病位：肺、胃、肾，尤以肾为关键。

病性：虚证。阴虚为本，燥热为标。

（二）辨证

		虚证			
		上消（肺热津伤）	中消（胃热炽盛）	下消（肾阴亏虚）	阴阳两虚
症状	主症	烦渴多饮	多食易饥	尿频量多，混浊如脂膏	小便频数，混浊如膏，甚至饮一溲一
	兼症	口干舌燥，尿频量多	口渴，尿多，形体消瘦，大便干燥	或尿甜，腰膝酸软，乏力，头晕耳鸣，口干唇燥，皮肤干燥、瘙痒	面容憔悴，耳轮干枯，腰膝酸软，四肢欠温，畏寒肢冷，阳痿或月经不调
	舌脉	苔薄黄，脉洪数	苔黄，脉滑实有力	舌红苔薄，脉细数	舌苔淡白而干，脉沉细无力
治法	治则	清热润肺，生津止渴	清胃泻火，养阴增液	滋阴补肾，润燥止渴	温阳滋阴，补肾固摄
	取经	以足太阳经，手太阴经为主	以足太阳经，足阳明经为主	以足太阳经，足少阴经为主	以足太阳经，任督二脉经为主

（三）治疗

【取穴】

主穴	配穴	
	分型	取穴
肺俞、脾俞、胃俞、肾俞、胃脘下俞、足三里、三阴交、太溪	上消	太渊、少府
	中消	中脘、内庭
	下消	太冲、照海
	阴阳两虚	阴谷、气海、命门

【方法】

多选用穿刺针埋线法埋植羊肠线，每15日埋植1次，3次为1个疗程。

【注意事项】

（1）埋线治疗糖尿病，对早、中期患者及轻型患者效果较好，若病程长而病重者应积极配合药物治疗。

（2）糖尿病患者的皮肤极易并发感染，在埋线过程中应注意严格消毒。

（3）严格控制饮食，限定碳水化合物的摄入，增加蔬菜、蛋白质和脂肪类食物。

（4）患者出现恶心、呕吐、腹痛、呼吸困难、嗜睡，甚则昏迷、呼吸深大而快、呼气中有酮味（如烂苹果味）者，甚至出现血压下降、循环衰竭，是糖尿病引起的酸中毒，病情凶险，应采取综合措施及时抢救。

（四）医案医话

董某某，男，56 岁，患病 3 年，多饮、多食、善饥、多尿、口渴，体倦无力，身体逐渐消瘦，口干舌燥。眼睛发胀，视物模糊，半年来腹泻，每日 5～6 次糊状便。查空腹血糖 14.9mmol/L，尿糖定性（＋＋＋）。经本院诊断为糖尿病。足三里（双）、三阴交（双）、曲池（双）、肾俞（双）、气海穴。穴位埋线一疗程痊愈。多饮、多食、多尿症状消失。视力正常，视物清楚。大便成形，每日 1次。查血糖 3.9mmol/L，尿糖定性阴性。1 年后随访，病未复发。
［李巧菊，马繁梅．穴位埋线治疗糖尿病 46 例疗效观察．山西中医杂志，1992，8（2）：41］

按 埋线后可保持较强的持久的刺激感应，起到了长期留针的作用。且羊肠线在体内，逐渐软化吸收的过程，为异性蛋白刺激，可达增强机体免疫功能的作用。

三十五、瘿病

瘿病又称"瘿气"，俗称"大脖子病"。是以颈前喉结两侧肿大结块、不痛不溃、逐渐增大、缠绵难消为特点的病证。以高原地带及山区多发，中青年女性多见。西医学的单纯性甲状腺肿、甲状腺炎、甲状腺腺瘤和甲状腺功能亢进等可参照本节治疗。

中医学将本病分为气瘿、血瘿、筋瘿、肉瘿、石瘿 5 种类型。本节所论乃气瘿为病。气瘿多因居住地区饮用水质不好，损伤脾胃，湿聚痰凝；或情志不畅，忧患郁结，气滞痰凝；或素体阴虚，炼液成痰，气滞痰凝，遂成血瘀，气、痰、瘀三者互结于颈部而发为本病。病位在颈前喉结两旁。

（一）病因病机

病因：情志内伤、饮食及水土失宜，也与体质因素有密切关系。

病机：气滞、痰凝、血瘀壅结颈前。

病位：颈前。

病性：瘿病初起多实，病久则由实致虚，尤以阴虚、气虚为主，以致成为虚实夹杂之证。

（二）辨证

		实证	虚证	
		气滞痰凝	阴虚火旺	气阴两虚
症状	主症	颈部漫肿，边缘不清，皮色如常，质软不痛	颈部轻度或中度肿大	瘿肿日久，肿势加重，颈部明显增粗或结块
	兼症	喜消怒长	急躁易怒，五心烦热，心悸多汗，头晕、目胀眼突，手、舌震颤	神疲乏力，胸闷气短，呼吸不利，声音嘶哑
	舌脉	苔薄腻，脉弦滑	舌红、少苔，脉弦细数	苔薄腻，脉细弦
治法	治则	疏肝解郁、行气化痰	滋阴降火、行气化痰	益气养阴、理气化痰
	取经	以足阳明经、足厥阴经为主	以足阳明经、足少阴经为主	以足阳明经、任脉为主

（三）治疗

【取穴】

主穴	配穴	
	分型	取穴
瘿肿局部、天突、膻中、合谷、足三里、三阴交、丰隆	气滞痰凝	太冲、内关
	阴虚火旺	太溪、复溜、阴郄
	气阴两虚	关元、照海

【方法】

多选用穿刺针埋线法埋植羊肠线，每 15 日埋植 1 次，3 次为 1 个疗程。

【注意事项】

（1）埋线对单纯性甲状腺肿疗效较好，若能同时加用碘剂治疗，则疗效更佳。

（2）在本病流行地区，除改善饮用水源外，应以食用碘化食盐作集体性预防，最好用至青春期以后。平时应多食海带、紫菜等含碘食物。发育期的青少年、妊娠期和哺乳期的妇女更应注意补碘。

（3）甲状腺明显肿大而出现压迫症状时可考虑手术治疗。

（4）甲状腺功能亢进者出现高热、呕吐、谵妄等症状时应考虑甲状腺危象之可能，须采取综合抢救措施。

（四）医案医话

刘某，男，57 岁，1988 年 4 月 21 日初诊。颈大，消谷善饥，消瘦 5 年余。伴心悸，易怒失眠，多汗，手颤易疲劳等。查：$T_3180\mu g/dl$，$T_416\mu g/dl$，长期服用甲亢平等效欠佳。检查消瘦，轻度突眼，颈左、右侧肿块对称，约 4.5cm×4cm，质中，皮色不变，筋脉显露，有血管性杂音，双手平举震颤明是舌质略绛、苔薄微黄，脉弦细数。诊为甲状腺功能亢进。予挑筋、割脂埋线疗法，并渐减、停服西药。完成第 1 疗程后症状大减，第 2 疗程后诸症消失。$T_3120\mu g/dl$，$T_48\mu g/dl$，5 年后，一切正常。［黄柳河．梁庆临老中医治甲亢经验介绍．新中医，1994，S1］

按 属中医学"筋瘿"范畴，多因郁怒忧思过度，肝失疏泄，气滞血运不畅，痰湿凝结于颈部而成颈肿，气郁日久则化火伤阴，肝阴不足，肝火上犯，肝热犯胃而诸症蜂起。鸠尾为主脉之别络，有清心宽胸、和胃化痰之功，肝俞穴为肝之背俞穴，有疏肝理气、平肝潜阳等作用，于此二穴上割脂埋线，能对穴位之皮部产生良性刺激，引动脏腑气机而起上述作用。因所割小脂团的修复及羊肠线的溶解、吸收有一段过程，故其作用持续时间可长达几周之久。故于前个挑筋疗程结束时，分别在肝俞、鸠尾进行割脂埋线，能延续作用时间，提高疗效。

第二节 妇科病证

一、月经不调

月经不调是以月经周期异常为主症的月经病，临床有月经先期、月经后期和月经先后无定期几种情况。西医学的排卵型功能失调性子宫出血、生殖器炎症或肿瘤引起的阴道异常出血等疾病可参照本节治疗。

（一）病因病机

病因：本病的形成主要因于气虚不固或热扰冲任。气虚则统摄无权，冲任失固；血热则流行散溢，以致月经提前而至。月经后期又称"经迟"或"经期错后"，有实有虚。实者或因寒凝血瘀、冲任不畅，或因气郁血滞、冲任受阻，致使经期延后；虚者或因营血亏损，或因阳气虚衰，以致血源不足，血海不能按时满溢。月经先后无定期又称"经乱"，主要责之于冲任气血不调，血海蓄溢失常，多由肝气郁滞或肾气虚衰所致。

病机：冲任气血不调，血海蓄溢失常，多由肝气郁滞或肾气虚衰所致。

病位：本病与肾、肝、脾三脏及冲、任二脉关系密切。

病性：以气血不足、气滞血瘀为主。

（二）辨证

	气虚	血虚	肾虚	气郁	血热	血寒
症状	经期多提前，月经色淡质稀，神疲肢倦，小腹空坠，纳少便溏，舌淡、苔白，脉细弱	经期多错后，月经量少、色淡、质稀，小腹隐痛，头晕眼花，心悸少寐，面色苍白或萎黄，舌苔少，脉细弱	经期或前或后，月经量少，色淡、质稀，头晕耳鸣，腰骶酸痛，舌淡、苔薄，脉沉细	经行不畅，经期或前或后，经量或多或少，色紫红、有血块，胸胁、乳房及少腹胀痛，喜叹息，苔薄白或薄黄，脉弦	经期提前，月经量多，色深红或紫红，经质黏稠，心胸烦热，面赤口干，大便秘结，舌红、苔黄，脉滑数者为实热证；潮热盗汗，手足心热，腰膝酸软，舌红、苔少，脉细弱者为虚热证	经期错后，月经量少，色黯红、有血块，小腹冷痛，得热痛减，畏寒肢冷，苔白，脉沉紧
治则	益气养血	养血益气	补肾调经	疏肝理气	清热调经	温经散寒、调理冲任

（三）治疗

【取穴】

主穴	配穴	
	分型	取穴
关元、血海、三阴交	气虚	足三里、脾俞
	血虚	脾俞、膈俞
	肾虚	肾俞、太溪
	气郁	太冲、期门
	血热	行间、地机
	血寒	归来、命门

【方法】

一般选用穿刺针埋线法埋植羊肠线，15 天埋植 1 次，3 次为 1 个疗程。

【注意事项】

(1) 埋线对功能性月经不调有较好的疗效。如是生殖系统器质性病变引起者应采取综合治疗措施。

(2) 把握治疗时机有助于提高疗效。一般多在月经来潮前 5～7 天开始治疗，行经期间停止埋线。

(3) 注意生活调养和经期卫生，如畅达情志、调节寒温、适当休息、忌食生冷和辛辣食物等。

二、痛经

痛经又称"经行腹痛"，是指经期或行经前后出现的周期性小腹疼痛。以青年女性较为多见。西医学将其分为原发性和继发性两种。原发性系指生殖器官无明显异常者；后者多继发于生殖器官的某些器质性病变，如子宫内膜异位症、子宫腺肌病、慢性盆腔炎、子宫肌瘤等。

(一) 病因病机

病因：如若经期前后冲任二脉气血不和，脉络受阻，导致胞宫的气血运行不畅，"不通则痛"；或胞宫失于濡养，"不荣则痛"。此外，情志不调、肝气郁结、血行受阻；寒湿之邪客于胞宫，气血运行不畅；气血虚弱，肝肾不足均可使胞脉不通、胞宫失养而引起痛经。

病机：冲任气血不调，胞宫失养，肝肾不足为主。

病位：本病与肾、肝、胞宫及冲、任二脉关系密切。

病性：以寒湿凝滞，气滞血瘀为主。

(二) 辨证

	寒湿凝滞	气滞血瘀	气血不足
症状	经前或经期小腹冷痛，得热则舒，经血量少，色紫黯有块。伴形寒肢冷、小便清长，苔白，脉细或沉紧	经前或经期小腹胀痛拒按，胸胁、乳房胀痛，经行不畅，经色紫黯、有血块，舌紫黯或有瘀斑，脉沉弦或涩	经期或经后小腹隐痛喜按，且有空坠不适之感，月经量少、色淡、质清稀，神疲乏力，头晕眼花，心悸气短，舌淡、苔薄，脉细弦
治则	温经散寒	化瘀止痛	益气养血，调补冲任

（三）治疗

【取穴】

主穴	配穴	
	分型	取穴
三阴交、关元、地机、归来、内关	气滞血瘀	血海、太冲
	寒湿凝滞	气海、足三里
	气血不足	脾俞透胃俞、足三里、肾俞

【方法】

一般选用穿刺针埋线法埋植羊肠线，15 天埋植 1 次，3 次为 1 个疗程。

【注意事项】

（1）埋线对原发性痛经有显著疗效。治疗宜从经前 3～5 天开始，直到月经期末。连续治疗 2～3 个月经周期。一般连续治疗 2～4 个周期能基本痊愈。

（2）对继发性痛经，运用埋线疗法减轻症状后，应及时确诊原发病变，施以相应治疗。

（3）经期应避免精神刺激和过度劳累，防止受凉或过食生冷。

（四）医案医话

李某，21 岁，经行腹痛 6 年，月经量少色黯淡有瘀块，经前 2～3 日即感小腹坠胀疼痛，经期小腹疼痛剧烈，乳房胀痛明显，常需口服止痛药或肌内注射药物以缓解，经前及经期精神紧张，情绪急躁易怒，舌黯淡，苔白，脉弦紧。证属肝郁气滞。取穴气海、三阴交、太冲，穴位注射埋线，当日疼痛即感减轻，2 日后疼痛消除，连续治疗 3 个月经周期，痛经及伴随症状消失，半年后随访无复发。[马振玉，刘文君，秦文栋. 穴位注射治疗痛经 136 例观察. 实用中医药杂志，2003，19（6）：310]

按　从治疗结果看，肝郁气滞型和寒湿凝滞型多数患者治疗当日疼痛即明显减轻，近期及远期疗效均较满意；气血不足型和肝肾亏虚型疗效稍差，尤以肝肾亏虚型为最。

三、闭经

女子年逾 18 周岁月经尚未来潮，或已行经而又中断 3 个周期以上者即为"闭经"。西医学将前者称"原发性闭经",后者称"继发性闭经"。

(一)病因病机

病因:本病的病因不外虚、实两端。虚者因肝肾不足,气血虚弱,血海空虚,无血可下;实者由气滞血瘀,寒气凝结,阻隔冲任,经血不通。

病机:肝肾不足、气滞血瘀导致经血不通。

病位:主要在肝,与脾、肾也有关联。

病性:以肝肾不足、气滞血瘀为主。

(二)辨证

	肝肾亏虚	气血不足	气滞血瘀	寒湿凝滞
症状	月经超龄未至,或由月经后期、量少逐渐至闭经,头晕耳鸣,腰膝酸软,舌红、少苔,脉沉弱或细涩	月经周期逐渐后延,经量少而色淡,继而闭经,面色无华,头晕目眩,心悸气短,神疲肢倦,食欲不振,舌质淡、苔薄白,脉沉缓或细而无力	月经数月不行,小腹胀痛拒按,精神抑郁,烦躁易怒,胸胁胀满,舌质紫黯或有瘀斑,脉沉弦或涩而有力	月经数月不行,小腹冷痛拒按,得热则减,形寒肢冷,面色青白,舌紫黯,苔白,脉沉迟
治则	补益肝肾	益气养血	活血化瘀	温经散寒

(三)治疗

【取穴】

主穴	配穴	
	分型	取穴
天枢、关元、合谷、三阴交、肾俞	肝肾亏虚	肝俞、太溪
	气血不足	气海、血海、脾俞、足三里
	气滞血瘀	太冲、期门、膈俞
	寒湿凝滞	命门、大椎

【方法】

一般选用穿刺针埋线法埋植羊肠线,15 天埋植 1 次,3 次为 1 个疗程。

【注意事项】

(1)本病病因复杂,治疗难度较大。不同病因引起的闭经,埋线治疗效果各异。对精神因素所致的闭经疗效较好，对严重营养不良、结核病、肾病、子宫发育不全等其他原因引起的闭经还应采取综合治疗方法。

（2）必须进行认真检查，以明确发病原因，采取相应的治疗。尤其要注意与早期妊娠的鉴别诊断。

（3）闭经埋线疗程较长，应嘱患者积极配合，注意情绪调节，保持乐观心态，生活起居有规律，坚持治疗。

四、崩漏

女性不在行经期间阴道突然大量出血或淋漓不断者，称为"崩漏"。突然出血、来势急骤、血量多者为"崩"，又称"崩中"；淋漓下血、来势缓慢、血量少者为"漏"，又称"漏下"。二者常交替出现，故概称"崩漏"。

（一）病因病机

病因：本病主要是冲任损伤，不能固摄，以致经血从胞宫非时妄行。常见病因有血热、血瘀、肾虚、脾虚等。热伤冲任、迫血妄行，脾气虚弱、统摄无权，肾阳亏损、失于封藏，瘀血阻滞、血不归经，均可致冲任不固。

病机：冲任损伤，不能固摄，以致经血从胞宫非时妄行。

病位：病变涉及冲、任二脉及肝、脾、肾三脏。

病性：以血热内扰、气滞血瘀为主。

（二）辨证

	血热内扰	气滞血瘀	肾阳亏虚	气血不足
症状	经血量多或淋漓不净，血色深红或紫红，质黏稠，夹有少量血块，面赤头晕，烦躁易怒，渴喜冷饮，便秘尿赤，舌红、苔黄，脉弦数或滑数	月经淋漓下，淋漓不绝或骤然暴下，色暗或黑，小腹疼痛，血下痛减，舌质紫黯或有瘀斑，脉沉涩或弦紧	经血量多或淋漓不净，色淡质稀，精神不振，面色晦暗，畏寒肢冷，腰膝酸软，小便清长，舌淡、苔薄，脉沉细无力	经血量少，淋漓不净，色淡质稀，神疲懒言，面色萎黄，动则气短，头晕心悸，纳呆便溏，舌胖而淡或边有齿痕、苔薄白，脉细无力
治则	清热凉血	行气化瘀	温肾助阳	补气摄血

（三）治疗

【取穴】

主穴	配穴	
	分型	取穴
三阴交、血海、关元、膈俞	血热内扰	大敦、行间、期间
	气滞血瘀	合谷、太冲
	肾阳亏虚	气海、命门
	气血不足	脾俞、足三里

【方法】

一般选用穿刺针埋线法埋植羊肠线，15 天埋植 1 次，3 次为 1 个疗程。

【注意事项】

（1）埋线对本病有一定疗效。但对于血量多、病势急者，应采取综合治疗措施。宜卧床休息或住院治疗，临床观察应记录出血的期、量、色、质的变化。

（2）绝经期妇女如反复多次出血，应做妇科检查，排除肿瘤致病因素。

（3）患者应注意饮食调摄，加强营养，忌食辛辣及生冷饮食，防止过度劳累。

五、带下病

带下病系指女性阴道内白带明显增多，并见色、质、气味异常的一种病证。又称"带证"、"下白物"。常见于西医学的阴道炎、子宫颈或盆腔炎症、内分泌失调、宫颈及宫体肿瘤等疾病引起的白带增多症。

（一）病因病机

病因：本病多由脾失健运，水湿内停，下注任带；或肾阳不足，气化失常，水湿内停，下渗胞宫；或素体阴虚，感受湿热之邪，伤及任带，带脉失约，冲任失固所致。

病机：任脉损伤、带脉失约。

病位：病变主要在前阴、胞宫。

病性：以脾虚湿困、肾阳不足为主。

（二）辨证

	湿热下注	脾虚湿困	肾阴亏虚	肾阳不足
症状	带下量多、色黄、黏稠、有臭气。或伴阴部瘙痒、胸闷心烦、口苦咽干、纳差、少腹或小腹作痛、小便短赤。舌红、苔黄腻，脉濡数	带下量多，色白或淡黄，质稀薄，无臭气，绵绵不断，神疲倦怠，四肢不温，纳少便溏，舌淡、苔白或腻，脉缓弱	带下量多，色黄或赤白相兼，质稠或有臭气，阴部干涩不适或有灼热感，腰膝酸软，头晕耳鸣，颧赤唇红，五心烦热，失眠多梦，舌红、苔少或黄腻，脉细数	带下量多，淋漓不断，色白清冷，稀薄如水，头晕耳鸣，腰痛如折，畏寒肢冷，小腹冷感，小便频数，夜间尤甚，大便溏薄，舌质淡、苔薄白，脉沉细而迟
治则	清热利湿	健脾祛湿	养阴清热	温补肾阳

（三）治疗

【取穴】

主穴	配穴	
	分型	取穴
带脉、关元、三阴交、白环俞	湿热下注	中极、次髎
	脾虚湿困	脾俞、足三里
	肾阳不足	肾俞、命门
	肾阴亏虚	太溪

【方法】

一般选用穿刺针埋线法埋植羊肠线，15 天埋植 1 次，3 次为 1 个疗程。

【注意事项】

（1）埋线治疗带下有较好的疗效。病情较重者可配合药物内服及外阴部药物洗浴等法，以增强疗效。

（2）养成良好的卫生习惯，勤洗勤换内裤，注意经期卫生及孕产期调护，经常保持会阴部清洁卫生。

（3）注意调摄生活起居，饮食清淡，少食肥甘；清心寡欲，减少房事；注意劳逸结合，多进行户外活动。

六、盆腔炎

盆腔炎是指女性内生殖器官包括子宫、输卵管、卵巢及其周围结缔组织、盆腔腹膜等部位所发生的炎症。炎症可在一处或多处同时发生，按部位不同分别有"子宫内膜炎"、"子宫肌炎"、"附件炎"等。

（一）病因病机

病因：本病多由于胞络空虚，湿热乘虚侵入，蓄积盆腔，客于胞中，与气血相搏，气血运行不畅，使冲任二脉受损而成。

病机：湿热下注，气血运行不畅，使冲任二脉受损。

病位：病变主要在肝、脾、肾三脏。

病性：以湿热下注、气滞血瘀为主。

（二）辨证

	湿热下注	气滞血瘀
症状	小腹胀痛、带下量多、色黄、质稠腥臭，头眩而重，身重困倦，胸闷腹胀，口渴不欲饮，痰多，或有发热恶寒，腰酸胀痛，尿道灼痛，大便秘结，小便赤热，舌质红、苔黄腻或白腻，脉濡数或弦滑	小腹胀痛而硬，按之更甚，带下量多，色白、质稀薄，腰骶酸痛，月经失调，色深黑有瘀血块。严重者面色青紫，皮肤干燥，大便燥结，舌质黯红或有瘀斑，脉沉涩
治则	清热利湿	行气活血，化瘀止痛

（三）治疗

【取穴】

主穴	配穴	
	分型	取穴
带脉、中极、次髎、三阴交	湿热下注	蠡沟、阴陵泉
	气滞血瘀	太冲、膈俞

【方法】

一般选用穿刺针埋线法埋植羊肠线，15天埋植1次，3次为1个疗程。

【注意事项】

（1）埋线治疗慢性盆腔炎效果较好。急性盆腔炎病情较急，较少单独用埋线治疗，可埋药结合药物并治，以提高疗效，缩短疗程，防止转为慢性。

（2）埋线时应避免直接刺在炎症部位或包块上。

（3）注意个人卫生，保持外阴清洁，尤其是经期、孕期和产褥期卫生。

七、子宫脱垂

子宫脱垂是指子宫从正常位置沿阴道下垂，子宫颈外口达坐骨棘水平以下，甚至子宫全部脱出于阴道口外。属于中医学"阴挺"范畴。常由于产伤处理不当、产后过早参加体力劳动而腹压增加，或能导致肌肉、筋膜、韧带张力降低的各种因素而发病。

（一）病因病机

病因：产伤处理不当、产后劳损。

病机：冲任不固，提摄无力。

病位：子宫，与冲任、脾、肾相关。

病性：虚实兼有，虚实夹杂。

（二）辨证

		实证	虚证
		湿热下注	脾肾气虚
症状	主症	子宫下垂	
	兼症	子宫脱出日久，黏膜表面糜烂，黄水淋漓，外阴肿胀灼痛，小便黄赤，口干口苦	子宫下垂，小腹及会阴部有下坠感，过劳则加剧，平卧则减轻。伴四肢乏力、少气懒言、带下色白、量多质稀、腰酸腿软、头晕耳鸣、小便频数、色清
	舌脉	舌红、苔黄腻，脉滑数	舌淡、苔白滑，脉沉细弱
治法	治则	清利湿热、举陷固胞	补益脾肾、升阳固脱
	取经	督脉、任脉、足太阴经为主	督脉、任脉、足太阴、足少阴、足阳明经为主

（三）治疗

【取穴】

主穴	配穴	
	分型	取穴
百会、气海、关元、维道、三阴交	脾气虚	归来、足三里、脾俞
	肾气虚	太溪、肾俞
	湿热下注	中极、阴陵泉、蠡沟

【方法】

选用穿刺针埋线法埋植羊肠线，每15天埋植1次，3次为1个疗程。

【注意事项】

（1）埋线对Ⅰ度、Ⅱ度子宫脱垂疗效明显。对Ⅲ度患者宜埋线与针药并用，综合治疗。

（2）治疗期间指导患者做提肛练习。

（3）积极治疗引起腹压增高的病变，例如习惯性便秘、慢性支气管炎等。

（4）治疗期间患者应注意休息，切勿过于劳累，不宜久蹲及从事担、提重物等体力劳动。

（四）医案医话

王某，女，46岁，农民，1992年3月24日就诊。主诉：子宫脱垂16年，下腹坠胀，白带多，腰痛腿软乏力。不能久坐。妇科检查：子宫二度脱垂，宫颈炎。经埋线后加服补中益气丸，每日艾灸长强穴15分钟，连续半月。1月后子宫脱恢复，宫颈光滑，临床症状消失。1年后随访，未见复发。［高永清．穴位埋线加服中药治疗子宫脱垂80例．中国针灸，1993，8（27）：24］

按 高永清认为：本病的发生多因中气不足，气虚下陷，或因肾气亏损，带脉松弛，冲任不固。治疗以补中益气，开提固脱或补肾益气。用埋线疗法，可以给予持续温和的刺激，尤以冲任二脉为主，可以达到较好的治疗效果。

八、不孕症

不孕症系指育龄妇女在与配偶同居2年以上、配偶生殖功能正常、未采取避孕措施的情况下而不受孕；或曾有孕育史，又连续2年以上未再受孕者。前者称"原发性不孕症"，后者称"继发性不孕症"。中医学称为"绝嗣"、"绝嗣不生"。《备急千金要方》称前者为"全不产"，称后者为"断续"。

（一）**病因病机**

病因：肾精亏虚，天癸、冲任、胞宫的功能失调，脏腑气血不和。

病机：肾虚、血虚、肝郁、痰湿、湿热、血瘀。

病位：以肾为重，与肝、脾相关。

病性：虚实夹杂，本虚标实。

（二）辨证

		实证		虚证	
		气滞血瘀	痰湿阻滞	肾虚胞寒	冲任血虚
症状	主症	月经推后，量少		月经不调，量少	
	兼症	月经先后不定期，量少、色紫有血块，经前乳房及胸胁胀痛，腰膝疼痛拒按	月经量少、色淡，白带量多、质稠，形体肥胖，面色㿠白，口腻纳呆，大便不爽或稀溏	月经色淡，腰酸腹冷，带下清稀，性欲淡漠	月经推后，色淡或经闭，面黄体弱，疲倦乏力，头晕心悸
	舌脉	舌紫黯或有瘀斑，脉弦涩	舌胖色淡、舌边有齿痕、苔白腻，脉滑	舌淡、苔薄白，脉沉细而弱	舌淡、少苔，脉沉细
治法	治则	行气活血	化痰导滞	益肾暖宫	调和冲任
	取经	以足太阴经、足厥阴经、足太阳经为主	以足太阴经、足阳明经为主	以足太阴经、足少阴经为主	以足太阴经、任脉经、足少阴经为主

（三）治疗

【取穴】

主穴	配穴	
	分型	取穴
三阴交、关元、子宫、头针生殖区	气滞血瘀	太冲、膈俞
	痰湿阻滞	丰隆、阴陵泉、肝俞
	肾虚胞寒	肾俞、命门
	冲任血虚	气海、血海

【方法】

一般选用穿刺针埋线法埋植羊肠线，15 天埋植 1 次，3 次为 1 个疗程。

【注意事项】

（1）埋线治疗不孕症有一定疗效。但治疗前必须排除男方或自身生理因素造成的不孕，必要时做有关辅助检查，以便针对原因选择不同的治疗方法。

（2）对不孕症患者应重点了解性生活史、月经、流产、分娩、产褥、是否避孕及其方法、是否长期哺乳、有无过度肥胖和第二性征发育不良以及其他疾病（如结核病）等情况。

（四）医案医话

患者，女，25岁，2010年1月15日初诊。原发不孕2年。结婚2年未避孕至今未孕，B超监测排卵提示卵泡发育过大而不破裂，曾用过 HCG 针剂等治疗，效果不佳，今接受中医治疗。患者经常腹痛腰酸，小腹部偶见胀痛不适，小便清长。末次月经 2009 年 12 月 13日，量少，色偏暗，有少量血块苔薄白，脉弦细。妇科检查：外阴已婚式，子宫及附件（－），治以滋补肝肾，活血化瘀。处方：赤芍10g，菟丝子10g，泽兰10g，白芍10g，覆盆子10g，鸡血藤10g，枸杞子10g，女贞子10g，刘寄奴10g，牛膝10g，苏木10g，益母草10g，五灵脂10g，柴胡5g，蒲黄10g（另包），肉苁蓉15g。经三阴交埋羊肠线配合上方加减治疗半年，患者卵泡发育正常，继续治疗1个月余，怀孕。[庞文飞．三阴交埋线配合坤六方治疗不孕不育症．现代中西医结合杂志，2011，20（17）：2153－2154]

按 三阴交穴交通肝脾肾三脏，调补肝肾，加之诸药填补命门，促进肾精充足，天癸成熟，成为卵泡发育成熟之源泉；对于卵泡不破或排卵障碍的患者，在活血的同时，要注意加强气血的运行，助卵泡破裂，使成功受孕。

第三节　骨科病证

一、扭伤

扭伤是指各种间接暴力使肢体关节或躯体突然发生超出正常生理范围的活动造成的软组织损伤。相当于中医学"筋伤"的范畴。

（一）病因病机

病因：运动不当、持重过度、跌仆、牵拉或过度扭转等间接暴力。

病机：经气运行受阻，气血瘀滞。

病位：筋，常发生于颈、肩、肘、腕、腰、大腿、膝、踝等处。

病性：实证。

（二）辨证

		新伤	陈伤
症状	主症	局部肿胀疼痛，皮肤呈现红、青、紫等色，关节活动受限	
	兼症	局部微肿、肌肉压痛，表示伤势较轻；如红肿、疼痛较甚，关节屈伸不利，表示伤势较重	一般肿胀不明显，常因风寒湿邪侵袭而反复发作
治法	治则	通经活络、消肿止痛	
	取经	以病变部位周围经脉为主	

（三）治疗

【取穴】

部位	主穴	配穴
颈部	大椎、天柱	风池、后溪
肩部	肩髃、肩髎	臑俞、肩贞
肘部	曲池、小海	天井、少海
腕部	阳池、阳溪	阳谷、外关、太溪
腰部	肾俞、腰阳关	腰眼、委中
髀部	环跳	居髎、秩边
股部	环跳、秩边	居髎、承扶
膝部	膝眼、梁丘	膝阳关、阳陵泉
踝部	申脉、昆仑	丘墟、解溪

【方法】

一般选用穿刺针埋线法埋植羊肠线，15 天埋植 1 次，3 次为 1 个疗程。

【注意事项】

（1）埋线治疗软组织扭挫伤效果良好。受伤后适当限制扭伤局部的活动，避免加重损伤。

（2）扭伤早期应配合冷敷止血，然后予以热敷，以助消散。

（3）病程长者要注意局部护理。运动宜适度，避免再度扭伤。局部要注意保暖，避免风寒湿邪的侵袭。

二、颈椎病

颈椎病是指因颈椎骨质增生、颈项韧带钙化、颈椎间盘萎缩退化等改变，刺激或压迫颈部神经、脊髓、血管而产生的一系列综合症候群。其相关症状散见于中医学的"项强""痹证""头痛"""眩晕"等病证中。

（一）病因病机

病因：感受外邪、客于经脉；扭挫损伤、气血瘀滞；久坐耗气、劳损筋肉；年老体衰、肝肾不足。

病机：经脉痹阻，或筋骨失养。

病位：颈椎。

病性：虚实夹杂。

（二）辨证

		风寒痹阻	劳伤血瘀	肝肾亏虚
症状	主症	颈强脊痛，肩臂酸楚，颈部活动受限，甚则手臂麻木发冷，遇寒加重	颈项、肩臂疼痛，甚则放射至前臂，手指麻木，劳累后加重	颈项、肩臂疼痛，四肢麻木乏力
	兼症	或伴形寒怕冷、全身酸楚	项部僵直或肿胀，活动不利，肩胛冈上下窝及肩峰有压痛	伴头晕眼花、耳鸣、腰膝酸软、遗精、月经不调
	舌脉	舌苔薄白或白腻，脉弦紧	舌质紫暗有瘀点，脉涩	舌红、少苔，脉细弱
治法	治则	祛风散寒、舒筋活络、补益肝肾		
	取经	以督脉、手足太阳经为主		

（三）治疗

【取穴】

主穴	配穴	
	分型	取穴
阿是穴、曲池、合谷	风寒痹阻	肩井、风池
	劳伤血瘀	外关、后溪
	肝肾亏虚	百会、风池、率谷

【方法】

一般选用穿刺针埋线法埋植羊肠线，15 天埋植 1 次，3 次为 1个疗程。

【注意事项】

（1）埋线治疗颈椎病有一定疗效，对于缓解颈项痛、肩背痛、上肢痛、头晕头痛等，效果尤为明显。可单用埋线，也可配合按摩、外敷、熏洗或内服药物等。

（2）长期伏案或低头工作者，要注意颈部保健。工作1~2小时后要活动颈部，或自我按摩，放松颈部肌肉。

（3）落枕会加重颈椎病病情，故平时应注意正确睡眠姿势，枕头高低要适中，枕于颈项部。并注意颈部保暖，避免风寒之邪侵袭。

三、肩关节周围炎

肩关节周围炎是一种以肩部酸重疼痛及肩关节活动障碍为主要特征的临床综合征，简称"肩周炎"。属于中医学"肩痹"的范畴。

（一）病因病机

病因：外伤劳损、风寒湿邪；肝肾渐衰、气血亏虚。

病机：气血阻滞，筋脉痹阻；气血虚弱，血不荣筋。

病位：经脉和经筋。

病性：初期为实证，后期病情迁延为虚实夹杂。

（二）辨证

		初病	久病
症状	主症	单侧或双侧肩部酸痛，日轻夜重，肩关节呈不同程度僵直	病变组织产生黏连，功能障碍随之加重
	兼症	疼痛可向颈部和整个上肢放射，患肢畏风寒，手指麻胀。手臂上举、前伸、外旋、后伸等动作均受限制，局部按压有广泛性疼痛	肩部肌肉萎缩，疼痛程度反而减轻
治法	治则	舒筋通络、行气活血	
	取经	以肩关节周围经脉为主	

（三）治疗

【取穴】

主穴	配穴	
	分型	取穴
肩髃、肩前、肩贞、阿是穴、阳陵泉	太阴经证	尺泽
	阳明、少阳经证	手三里、外关
	太阳经证	后溪、大杼、昆仑
	阳明、太阳经证	条口透承山

【方法】

一般选用穿刺针埋线法埋植羊肠线，15 天埋植 1 次，3 次为 1
个疗程。

【注意事项】

（1）本病治疗时，应排除肩关节结核、肿瘤等疾患。

（2）埋线治疗肩关节周围炎以近部取穴及循经远道取穴为主，
一些临床经验效穴也颇有疗效。

（3）现代研究表明：埋线激活了内源性镇痛系统，促进了内源
性类阿片样物质分泌，达到了减轻疼痛的效用；埋线通过调节自主
神经功能等作用，改善了局部血液循环状况，有利于消炎及清除致
痛物质，加快局部新陈代谢，促进关节及周围组织的功能修复。

（4）本病早期治疗效果较好，后期可配合推拿疗法以提高疗效。
肩关节疼痛减缓和肿胀消失后，应在医生指导下坚持关节功能锻炼，
并注意肩部保暖。

四、网球肘

网球肘是以肘部疼痛、关节活动障碍为主症的疾病，相当于西
医学的"肱骨外上髁炎"。

（一）病因病机

病因：反复劳伤，寒湿侵袭。

病机：气血阻滞不畅，肘部经气不通，不通则痛。

病位：肘部的经脉和经筋。

病性：虚实夹杂。

（二）辨证

临床表现	起病缓慢，初起时在劳累后偶感肘外侧疼痛，延久逐渐加重，疼痛甚至可向上臂及前臂放散，影响肢体活动。做拧毛巾、扫地、端茶倒水等动作时疼痛加剧，前臂无力，甚至持物落地。肘关节局部红肿不明显，在肘关节外侧有明显压痛点。患侧肘伸直，腕部屈曲，做前臂旋前时，外上髁出现疼痛	
治法	治则	舒筋活血、通络止痛
	取经	以手阳明经为主

（三）治疗

【取穴】

主穴	配穴	
	分型	取穴
曲池、肘髎、手三里、手五里、阿是穴	下臂前旋受限	下廉
	下臂后旋受限	尺泽

【方法】

一般选用穿刺针埋线法埋植羊肠线，15 天埋植 1 次，3 次为 1 个疗程。

【注意事项】

（1）埋线治疗本病效果满意，一般 2~3 次即可见效。

（2）治疗期间应避免肘部过度用力，急性发作者应绝对避免肘关节运动。病程较长、局部肌腱或组织发生粘连者可配合推拿，并作适当的活动，有利于康复。

（3）注意局部保暖，免受风寒。

（四）医案医话

李某，女，50 岁。初诊日期：2001 年 5 月 10 日。主诉：右肘关节外侧间断疼痛 6 个月，经物理治疗效果欠佳，近 1 个月加重，并向前臂放射，不能拧毛巾及提重物。检查：右肱骨外上髁处压痛明显，无红肿，腕背伸抗阻力试验阳性，Mill 征阳性。诊断为右肱骨外上髁炎。压痛点埋线 2 次后痊愈，随访半年未复发。［郭元琦，陈丽仪. 埋线治疗网球肘疗效观察. 中国针灸，2002，22（12）：813-814.］

按 网球肘又称肱骨外上髁炎，是由于肱骨外上髁部慢性劳损引起肌筋膜炎，导致微血管神经束受卡压的结果。压痛点最敏感点为微血管神经束穿出伸肌总腱处，选压痛点作为主穴来埋线治疗可直接改善局部血液循环，从而起到消炎作用。

五、腱鞘囊肿

腱鞘囊肿是发生在关节或腱鞘内的囊性肿物，内含有无色透明或微呈白色、淡黄色的浓稠冻状黏液。属中医学"筋瘤""筋结"等范畴。多见于青壮年女性。

（一）病因病机

病因：劳作伤筋，遭受外伤。

病机：经气不通，气血凝滞。

病位：筋膜，多发生于腕关节，也见于手指背侧或掌面、足趾的背面、腘窝。

病性：实证。

（二）辨证

临床表现	局部可见一个半球形隆起，肿物突出皮肤，大小不一，表面光滑，皮色不变，触之有囊性感，与皮肤不相连，推之活动，边界清楚，压痛轻微或无压痛。患肢可有轻度酸痛及乏力感。一般无全身症状；关节功能不受限或轻度受限	
治法	治则	行气活血、化瘀散结
	取经	以病复部位经脉为主

（三）治疗

【取穴】

主穴	配穴
腱鞘局部（阿是穴）	上、下肢酸痛无力者可按酸痛部位循经选取相应腧穴

【方法】

一般选用穿刺针埋线法埋植羊肠线，15 天埋植 1 次，3 次为 1 个疗程。

【注意事项】

（1）埋线治疗本病有良效，可作为首选之法。

（2）操作时要注意局部严密消毒，防止感染。引出囊液后最好在局部置一硬币，然后加压包扎 2~3 天。如囊肿复发，再予埋线法治疗，依然有效。

（3）治疗期间和治愈之后 1 个月内应注意局部保暖，避免寒湿的侵入。

六、足跟痛

足跟痛是指由急性或者慢性损伤引起的足跟部周围疼痛。

（一）病因病机

病因：肝肾亏虚；风寒湿邪侵袭，外伤劳损。

病机：气血失和，筋脉失养；气血阻滞。

病位：足跟部。

病性：虚实夹杂。

（二）辨证

临床表现		患者多在中年以上，有急性或慢性足跟部损伤史。晨起后站立或走路时足跟及足底疼痛，疼痛可向前扩散到前脚掌，运动及行走后疼痛加重，休息减轻。足跟部微肿，压痛明显，可根据压痛点确定病变部位
治法	治则	疏经通络、化瘀止痛
	取经	以足少阴、足太阴经为主

（三）治疗

【取穴】

主穴	配穴	
	分型	取穴
太溪、昆仑、申脉、悬钟、阿是穴	气虚血瘀	脾俞、足三里、膈俞、太冲
	肝肾不足	肝俞、肾俞、复溜

【方法】

一般选用穿刺针埋线法埋植羊肠线，15 天埋植 1 次，3 次为 1 个疗程。

【注意事项】

（1）埋线治疗本病疗效可靠。但对有些病例非一时能治愈，需坚持治疗或配合其他方法综合施治。

（2）急性期应注意休息，症状缓解后应减少站立和步行。平时宜穿软底鞋，或在患足鞋内放置海绵垫。

（3）注意劳逸结合，避免风冷潮湿。

第四节　外科病证

一、血栓闭塞性脉管炎

血栓闭塞性脉管炎是一种累及血管的炎症性、节段性和周期性发作的慢性闭塞性脉管疾病。本病早期的肢端麻木、酸痛发凉隶属于中医学"痹证"范畴；后期患肢肢端坏死、脱落隶属于中医学"脱疽"、"脱骨疽"的范畴。

（一）病因病机

病因：素体脾肾阳虚致四末失于温煦濡养，或加寒、湿等因素而成。

病位：寒湿侵袭，脉络闭阻，气血运行障碍，寒湿郁久化热；或因嗜食烟酒及辛辣厚味，蕴热壅滞经络，热盛肉腐而成。

病位：四肢中、小动静脉，尤其是下肢血管。

病性：表寒入里化热。

（二）辨证

		寒湿阻络	气滞血瘀	热毒蕴结	气阴两伤
症状	主症	患肢酸痛，麻木，发凉，怕冷，喜暖恶凉，遇冷痛剧，轻度间歇性跛行，短暂休息后可缓解	静息痛，疼痛剧烈，不能安卧，步履艰难、乏力	患肢疼痛剧烈难忍，皮肤紫暗而肿，指、趾端发黑、干瘪，溃破腐烂，创面肉色不鲜	患肢皮肤暗红，肉枯筋痿，疼痛剧烈，不得安卧，趺阳脉消失
	兼症	患肢皮肤干燥，皮色苍白，温度稍低，足背或胫后动脉搏动减弱，部分患者小腿出现游走性红硬索条	患肢肤色由苍白转暗红，可见游走性红斑、结节或硬索，趾甲肥厚、生长缓慢，足背动脉和胫后动脉搏动消失，病程日久则肌肉萎缩	发热、口干、便秘、尿黄赤	面色萎黄、形瘦、神疲、心悸气短
	舌脉	苔白腻，脉沉细	苔白腻，脉沉细而迟	苔黄腻，脉弦数	舌质淡，脉沉细而弱
治法	治则	温经通络	化滞行瘀	清热解毒、化瘀散结	补气养阴、调和气血
	取经	足太阴脾经、足阳明胃经、任脉	足太阴脾经、足阳明胃经、足厥阴肝经、任脉	足太阴脾经、足阳明胃经、手阳明大肠经、任脉	足太阴脾经、足阳明胃经、任脉

（三）治疗

【取穴】

主穴	配穴	
	分型	取穴
关元、膈俞、足三里、三阴交、血海、阳陵泉	寒湿阻络	阴陵泉
	气滞血瘀	合谷、太冲

主穴	配穴	
	分型	取穴
关元、膈俞、足三里、三阴交、血海、阳陵泉	热毒蕴结	曲池、大椎、委中、阿是穴
	气阴两伤	气海

【方法】

一般选用穿刺针埋线法埋植羊肠线，每 15 天埋植 1 次，4 次为 1 个疗程。

【注意事项】

（1）埋线治疗血栓闭塞性脉管炎，对于皮肤未溃烂者止痛效果明显。如已发生溃烂，则需配合外科处理。

（2）应注意患肢保暖，避免感受风寒湿邪。

（3）戒烟，忌食辛辣刺激性食物。

二、痔疮

凡是直肠下段黏膜和肛管皮肤下的静脉丛瘀血、扩张和屈曲所形成的柔软静脉团都称为"痔"。

（一）病因病机

病位：脏腑本虚，兼久坐久立，负重远行；或嗜食辛辣肥甘；长期便秘、泻痢；劳倦、胎产等而成痔疾。

病位：饮食失调、气血不调、湿热瘀滞。

病位：肛门。

病性：虚实夹杂，热证多见。

（二）辨证

		气滞血瘀	湿热瘀滞	脾虚气陷
症状	主症	肛内有肿物脱出，肛管紧缩，坠胀疼痛，甚或嵌顿	便血鲜红，便时肛内有肿物脱出，可自行还纳	便时肛内有肿物脱出，不能自行还纳，便血色淡，肛门下坠
	兼症	肛缘水肿，触痛明显，大便带血	肛门坠胀或灼热疼痛，腹胀纳呆	少气懒言，面色少华，纳少便溏
	舌脉	舌黯红、苔白或黄，脉弦细涩	舌红、苔黄腻，脉滑数	舌淡、苔白，脉细弱

续　表

		气滞血瘀	湿热瘀滞	脾虚气陷
治法	治则	行气活血	清热利湿	健脾益气、升阳举陷
	取经	督脉、足太阳膀胱经、足厥阴肝经	督脉、足太阳膀胱经、足太阴脾经	督脉、足太阳膀胱经、足阳明胃经、任脉

（三）治疗

【取穴】

主穴	配穴	
	分型	取穴
长强、会阳、百会、承山、飞扬、二白	气滞血瘀	百环俞、膈俞
	湿热瘀滞	三阴交、阴陵泉
	脾虚气陷	气海、脾俞、足三里

【方法】

一般选用穿刺针埋线法埋植羊肠线，15 天埋植 1 次，3 次为 1 个疗程。

【注意事项】

（1）埋线对本病疗效较好，可减轻痔疮疼痛和出血等症状。

（2）养成定时排便习惯，保持大便通畅，可减少痔疮的发生。

（3）平时多饮开水，多食新鲜蔬菜、水果，忌食辛辣刺激性食物。

三、脱肛

脱肛是直肠黏膜部分或全层脱出肛门之外，相当于西医学的"直肠脱垂"。

（一）病因病机

病因：虚证：小儿气血未充、肾气不足；老人气血衰弱、中气不足；多产妇女耗精伤血、肾气亏损；久泄、久痢或久咳也致脾气亏虚、中气下陷；实证：湿热蕴结，下注大肠，络脉瘀滞。

病机：气血不足、湿热蕴结。

病位：大肠。

病性：虚证为主。

（二）辨证

		脾虚气陷	肾气不固	湿热下注
症状	主症	脱肛遇劳即发，便时肛内肿物脱出，色淡红	脱肛每遇劳累即发或加重，肛内肿物脱出，肛门坠胀，肛门松弛	肛门肿物脱出，色紫暗或深红
	兼症	肛门坠胀、神疲乏力、食欲不振、面色萎黄、头晕心悸	腰膝酸软、头晕耳鸣	肛门红肿痛痒，大便时肛门灼热、坠痛
	舌脉	舌淡、苔薄白、脉细弱	舌淡、苔薄白、脉沉细	舌红、苔黄腻、脉弦数
治法	治则	补中益气	培元固本	清利湿热、提托止痛
	取经	督脉、足太阳膀胱经、足太阴脾经、足阳明胃经	督脉、足太阳膀胱经、足少阴肾经、任脉	督脉、足太阳膀胱经、足太阴脾经

（三）治疗

【取穴】

主穴	配穴	
	分型	取穴
长强、百会、承山、大肠俞	脾虚气陷	脾俞、气海、足三里
	益气不固	气海、关元、肾俞
	湿热下注	三阴交、阴陵泉

【方法】

一般选用穿刺针埋线法埋植羊肠线，15 天埋植 1 次，3 次为 1 个疗程。

【注意事项】

（1）埋线治疗对Ⅰ度直肠脱垂疗效显著，重度脱肛应采取综合治疗。

（2）积极治疗原发病如慢性腹泻、久咳、便秘等，以降低腹压。配合腹肌功能锻炼，经常做提肛练习。

（3）治疗期间宜清淡饮食，避免烟、酒和辛辣食物的不良刺激。

第五节　皮外科病证

一、湿疹

湿疹又称"湿疮"，是一种呈多形性皮疹倾向、湿润、剧烈瘙痒、易于复发和慢性化的过敏性炎症性皮肤病。属于中医学"癣疮"范畴。因其症状及病变部位的不同，名称各异。如浸淫遍体、渗液极多者名"浸淫疮"；身起红粟、瘙痒出血的称"血风疮"；发于面部者称"面游风"；发于耳部为"旋耳风"；发于乳头者称"乳头风"；发于脐部者称"脐疮"；发于肘、膝窝处者称"四弯风"；发于手掌者称"鹅掌风"；发于小腿者称"湿毒疮"；发于肛门者称"肛圈癣"；发于阴囊者称"绣球风"或"肾囊风"。

（一）病因病机

病因：素体禀赋不足，加上外界因素如寒冷、湿热、油漆、毛织品等刺激而导致发病。

病机：湿邪内盛，风湿热邪客于肌肤。

病位：皮肤肌表，与脾有关。

病性：实证为主，日久可见虚实夹杂或虚证。

（二）辨证

		湿热浸淫	脾虚湿蕴	血虚风燥
症状	主症	发病急，湿疹可泛发全身各部，初起皮损潮红灼热、肿胀，继而粟疹成片或水泡密集，渗液流津，瘙痒不休	发病较缓，皮损潮红、瘙痒，抓后糜烂，可见鳞屑	病情反复发作，病程较长，皮损色黯或色素沉着，粗糙肥厚，呈苔藓样变，剧痒，皮损表面有抓痕、血痂和脱屑
	兼症	身热、心烦、口渴、大便干、小便短赤	纳少神疲、腹胀便溏	头晕乏力、腰酸肢软、口干不欲饮
	舌脉	舌红、苔黄腻，脉滑数	舌淡白胖嫩、边有齿痕、苔白腻，脉濡缓	舌淡、苔白，脉弦细
治法	治则	清热化湿	健脾利湿	养血润燥
	取经	足太阴脾经	足太阴脾经、足阳明胃经	以病变周围经脉为主

（三）治疗

【取穴】

主穴	配穴	
	分型	取穴
曲池、足三里、三阴交、阴陵泉	湿热浸淫	脾俞、水道、肺俞
	脾虚湿蕴	太白、脾俞、胃俞
	血虚风燥	血海

【方法】

一般选用穿刺针埋线法埋植羊肠线，每 15 天埋植 1 次，4 次为 1 个疗程。

【注意事项】

（1）埋线治疗湿疹效果明显，可以提高机体免疫反应的能力，是治疗本病的有效方法。特别是缓解症状较快，但根治有相当难度。

（2）患处应避免搔抓，忌用热水烫洗或用肥皂等刺激物洗涤，忌用不适当的外用药。

（3）避免外界刺激，回避致敏因素。不穿尼龙、化纤内衣和袜子。忌食鱼虾、浓茶、咖啡、酒类等。

（4）畅达情志，避免精神紧张，防止过度劳累。

二、荨麻疹

荨麻疹又称"风疹块"、"风团疙瘩"。是一种由于皮肤黏膜小血管扩张及渗透性增强而引起的局限性、一过性水肿反应。以皮肤突起风团、剧痒为主要特征。一年四季均可发生，尤以春季为发病高峰。属于中医学"风瘙瘾疹"的范畴。

（一）病因病机

病因：内因禀赋不足，外因风邪为患。

病机：外邪客于肌肤，或湿邪内郁于皮肤腠理，致使肌肤失养。

病位：皮肤肌表，与脾胃有关。

病性：实证为主。

（二）辨证

		风热犯表	风寒束表	血虚风燥	肠胃实热
症状	主症	风团色红，灼热剧痒，遇热加重	风团色白，遇风寒加重，得暖则减	风疹反复发作，迁延日久，午后或夜间加剧	风团色红，成块成片
	兼症	发热，咽喉肿痛	恶寒	心烦少寐，口干，手足心热	脘腹疼痛，恶心呕吐，便秘或泄泻
	舌脉	苔薄黄，脉浮数	舌淡、苔薄白，脉浮紧	舌红、少苔，脉细数无力	苔黄腻，脉滑数
治法	治则	疏风清热，祛风止痒	散寒解表，祛风止痒	养血润燥、祛风止痒	清热泻火、通调腑气
	取经	手阳明大肠经、足太阴脾经为主	足太阴脾经、足太阳膀胱经为主	足太阴脾经、足阳明胃经、足太阳膀胱经为主	手阳明大肠经、足太阴脾经、足阳明胃经为主

（三）治疗

【取穴】

主穴	配穴	
	分型	取穴
曲池、合谷、血海、膈俞、三阴交	风热犯表	大椎、风门
	风寒束表	风门、肺俞
	血虚风燥	风门、脾俞、足三里
	肠胃实热	内关、支沟、足三里

【方法】

一般选用穿刺针埋线法埋植羊肠线，每 15 天埋植 1 次，4 次为 1 个疗程。

【注意事项】

（1）埋线治疗本病效果良好，一般通过 1～4 次的治疗能较快退疹止痒。对慢性荨麻疹应查明原因，针对慢性感染灶、肠寄生虫、内分泌失调等原因给予相应治疗。若出现胸闷、呼吸困难等，应采取综合治疗。

（2）患者在治疗期间应避免接触过敏性物品、食物或药物，忌食鱼腥、虾蟹、酒类、咖啡、葱蒜辛辣等刺激性饮食，保持大便通畅。

三、神经性皮炎

神经性皮炎是一种皮肤神经功能障碍性疾病，以皮肤肥厚、皮沟加深、苔藓样改变和阵发性剧烈瘙痒为特征。根据皮损范围大小，临床分为局限性神经性皮炎和播散性神经性皮炎两种。本病隶属于中医学"牛皮癣"、"顽癣"范畴。

（一）病因病机

病因：风热外袭，或情志不遂，日久耗伤阴血。

病机：风热蕴阻肌肤，或血虚化燥生风，肌肤失于濡养。

病位：皮肤肌表，与肝有关。

病性：实证，日久可成虚实夹杂证。

（二）辨证

		血虚风燥	阴虚血燥	肝郁化火	风热蕴阻
症状	主症	丘疹融合，成片成块	皮损日久不退	皮损色红	皮疹呈淡褐色
	兼症	皮损表面干燥，色淡或灰白，皮纹加深，上覆鳞屑，剧烈瘙痒，夜间尤甚，女性或兼有月经不调	皮损呈淡红或灰白色，局部干燥肥厚，甚则泛发全身，剧烈瘙痒，夜间尤甚	心烦易怒或精神抑郁，失眠多梦，眩晕，口苦咽干	皮损成片，粗糙肥厚，阵发性剧痒，夜间尤甚
	舌脉	舌淡、苔薄，脉濡细	舌红、少苔，脉弦数	舌红、脉弦数	舌苔薄黄，脉浮数
治法	治则	养血祛风	滋阴润燥	清热泻火	祛风清热
	取经	以足太阳膀胱经为主	以足太阳膀胱经为主	以督脉为主	以手阳明大肠经为主

（三）治疗

【取穴】

主穴	配穴	
	分型	取穴
风池、大椎、曲池、委中、膈俞	血虚风燥	脾俞、血海
	阴虚血燥	太溪、血海
	肝郁化火	行间、侠溪
	风热蕴阻	合谷、外关

【方法】

可用三角缝合针透穴埋线法或穿刺针埋线法埋植羊肠线，20 天埋治 1 次，6 次为 1 个疗程。

【注意事项】

（1）埋线对本病有较好的近期疗效，能通过调整神经系统的兴奋、抑制功能，起到明显镇静、止痒的作用。

（2）患者应保持精神安定，皮损处避免搔抓，忌用热水洗烫和用刺激性药物外搽。

（3）多食新鲜蔬菜、水果，忌食辛辣、海腥刺激之品，力戒烟酒。

（四）医案医话

患者，男，67 岁。30 年前颈部、双上肢肘关节伸侧、双下肢膝关节屈侧、双踝关节大面积皮肤呈苔藓样变，痒甚，抓破流水，四季均发。范围由小至大，缠绵不愈。屡用中西药物未能奏效，痛苦异常。在我处梅花针加拔罐后拔出黑血约 5～6ml，然后在风池、大椎、曲池、合谷、委中、血海、三阴交、太冲给予埋线术。7 天后患处皮肤逐渐痒止脱屑，皮肤颜色由红变黯紫，逐渐恢复成正常肤色。15 天以后又按原方治疗 1 次，数月后皮肤光滑平整与正常无异，瘙痒亦未曾发作。随访 2 年未发。[李庆，熊东黎. 针刺结合穴位埋线治疗神经性皮炎 198 例. 上海针灸杂志，1998，17（4）：29]

按 在局部梅花针加拔罐，拔出较多血液以泄邪热，结合羊肠线对经络穴位的持久刺激的作用，可祛其瘀血，泄其表邪，促进其新陈代谢，从而纠正局部生化反应的紊乱，以利皮损的恢复。术后可感伤口疼痛或发热寒战，经对症处理后可恢复正常。

四、白癜风

白癜风是一种常见多发的色素性皮肤病，是后天性因皮肤色素脱失而发生的局限性白色斑片，使得局部皮肤呈白斑样，白斑大小形态不一，境界清楚，边缘有色素沉着增加，无自觉症状，暴晒后易出现红斑，甚至水泡，自觉有灼痛。炎症后，白斑可比原发范围大，皮损可发生于任何部位，但较常见于指背、腕、前臂、面颈、生殖器及其周围。又称"白驳风"。

（一）病因病机

病因：素体不健，复感风邪；或湿热之体感受风热之邪；或情志内伤，气血失和；或久病体虚，肌肤失养。

病机：气血不和，肌肤失养；或经络阻滞，血脉不畅。

病位：皮肤肌表，与肝、脾、肾有关。

病性：有实有虚，以实证为多。

（二）辨证

		气血亏虚	肝肾阴虚	风湿外侵	气滞血瘀	肝郁气滞
症状	主症	白斑浅淡	病程较长，白斑局限或泛发，毛发变白，皮肤干燥	发病及蔓延快，白斑多发于头面或泛发全身	大小不等的斑点或片状，边缘清楚、光滑	白斑无固定好发部位，色泽时明时暗，常随情绪变化而加剧，女性多见

		气血亏虚	肝肾阴虚	风湿外侵	气滞血瘀	肝郁气滞
症状	兼症	神疲乏力，面色㿠白	头晕耳鸣，腰膝酸软	局部常有痒感	肢体困重而痛	胸闷嗳气，性急易怒，月经不调及乳中结块
	舌脉	舌质淡，脉沉细而涩	舌淡红少苔，脉细弱	苔薄白，脉浮	舌质紫暗，或有瘀点，脉弦涩	苔白，脉弦
治法	治则	补气益血，祛风和血	补益肝肾，活血祛风	祛风除湿，和血通络	行气活血	疏肝理气
	取经	以足太阳膀胱经为主	以足少阴肾经为主	以足太阴脾经为主	以足厥阴肝经、任脉为主	足厥阴肝经为主

（三）治疗

【取穴】

主穴	配穴	
	分型	取穴
曲池、合谷、阳陵泉、阿是穴	气血亏虚	血海、三阴交
	肝肾阴虚	肝俞、肾俞、脾俞、三阴交
	风湿外侵	足三里、天枢、丰隆、地机
	气滞血瘀	血海、膈俞、膻中
	肝郁气滞	期门、膻中、太冲、肺俞

【方法】

一般选用穿刺针埋线法埋植羊肠线，每 15 天埋植 1 次，4 次为 1 个疗程。

（四）医案医话

患者，男，13 岁。皮肤多处出现白斑 3 年，白斑面积逐渐增大，白斑部不痛不痒。发育、智力、情绪、饮食及二便无明显异常。曾用多种药物治疗无效。检查见前额、颈部、下腹部散在分布白斑 5 处，白斑面积 2cm×3cm 至 3cm×5cm 不等，无脱屑，周边肤色较深。舌质淡，舌苔薄白，脉和缓有力。用穴位埋线治疗 2 次后，白斑面积的 70% 色素沉着，接近正常肤色。随访 1 年，病情稳定。[周子信，冯俊芳，成俊珍．穴位埋线治疗白癜风 30 例．上海针灸杂志，2000，19（3）：19]

按 白癜风是一种后天性局限性皮肤色素脱失病，其病因与免疫功能低下，内分泌紊乱，代谢障碍致黑色素细胞被破坏及微量元素缺乏等因素有关。中医学认为是由于情志内伤，肝气郁结，气机不畅，复感风邪，搏结于肌肤，以致局部气血失和，发为本病。白癜风是一种顽固性皮肤病，治疗所需疗程长。埋线疗法将肠线植入穴位，可起到一次操作，长时间（2月左右）刺激的作用。减少频繁治疗对患者工作、学习、生活的影响。

五、前列腺炎

前列腺炎是中青年男性生殖系统感染而致前列腺长期充血、腺泡淤积、腺管水肿引起的炎症改变。临床有急、慢性之分，急性前列腺炎以脓尿及尿路刺激症状为特征；慢性前列腺炎症状不典型，脓尿较少，常伴有不同程度的性功能障碍。本病属中医学淋证、癃闭范畴。

（一）病因病机

病因：下焦湿热，肾阴亏虚，脾虚气陷，肾阳不足。

病机：膀胱泌别失职，清浊不分或膀胱失于固摄。

病位：下焦，主要涉及肾、膀胱、脾等脏腑。

病性：实证，日久可成虚证。

（二）辨证

<table>
<tr><th colspan="2"></th><th>湿热下注</th><th>脾虚气陷</th><th>肾气不足</th></tr>
<tr><td rowspan="3">症状</td><td>主症</td><td colspan="3">排尿频繁，尿道口时有白色黏液溢出，下腹部、会阴部或阴囊部疼痛</td></tr>
<tr><td>兼症</td><td>尿频、尿急、尿痛、脓尿及终末血尿，少腹拘急，会阴部胀痛</td><td>小便浑浊，神疲乏力，面白无华，头晕食少</td><td>耳鸣耳聋，腰膝酸软，精神呆钝，健忘。严重者可有阳痿、早泄、血精及遗精</td></tr>
<tr><td>舌脉</td><td>舌红苔黄腻，脉滑数</td><td>舌淡嫩或胖大有齿痕，脉缓</td><td>舌淡，苔白，脉细弱</td></tr>
<tr><td rowspan="2">治法</td><td>治则</td><td>清热利湿，分清别浊</td><td>益气升阳，分清别浊</td><td>补肾固摄，分清别浊</td></tr>
<tr><td>取经</td><td>以足太阴脾经、足太阳膀胱经为主</td><td>以足太阴脾经为主</td><td>以足太阴脾经、任脉为主</td></tr>
</table>

（三）治疗

【取穴】

主穴	配穴	
	分型	取穴
中极、关元、肾俞	湿热下注	关元、中极、太冲、会阴
	脾虚气陷	三阴交、气海、次髎、曲泉、阴陵泉
	肾气不足	心俞、关元、太溪、涌泉、三阴交

【方法】

一般选用穿刺针埋线法埋植羊肠线，15 天埋植 1 次，3 次为 1 个疗程。

【注意事项】

（1）前列腺炎是一种较顽固的疾病，由于其病变部位较为特殊，故药物治疗效果不显著，埋线有较好疗效，但需长期坚持治疗。

（2）合理安排性生活，治疗期间节制房事。

（3）注意防寒保暖，不吃刺激性食物，禁酒。

六、泌尿系结石

人体肾盂、输尿管、膀胱、尿道出现的结石，统称为泌尿系结石。泌尿系结石又称尿路结石，是最常见的泌尿外科疾病之一。尿石症是全球性的常见病，在我国的发病率也较高，且多发于青壮年，男性多于女性。本病与长期卧床、梗阻和感染等有关。

（一）病因病机

病因：禀赋不足，或房劳过度、久病致肾虚；或感受外来湿热之邪，或饮食不节，嗜食辛辣肥甘醇酒之品。

病机：膀胱气化不利，或湿热内生，蕴结膀胱，煎熬尿液，炼结为石。

病位：肾、膀胱。

病性：实证，日久可成虚证。

（二）辨证

		气滞血瘀	湿热蕴结	脾肾两虚
症状	主症	尿涩痛不畅或突然中断，疼痛加剧，上连腰腹，尿出后痛减	腰痛，少腹急满，或向阴部放射	结石久停，小便不畅
	兼症	腰部隐痛而胀，小腹胀满隐痛，血尿或见血块	小便浑赤，尿急频涩热痛，尿中带血，有时杂有砂石	腰背酸重疼痛，两腿酸软无力，夜尿多，神疲乏力，饮食欠佳，脘腹胀满，大便溏薄
	舌脉	舌暗红或有瘀斑，苔黄，脉弦紧或沉涩	舌红苔黄腻，脉弦数或滑数	舌淡苔白，脉沉细
治法	治则	行气活血，通淋排石	清热利湿，通淋排石	温补脾肾，利尿排石
	取经	以足少阴肾经、足太阳膀胱经为主	以足少阴肾经、督脉为主	以足太阴脾经、任脉为主

（三）治疗

【取穴】

主穴	配穴	
	分型	取穴
肾俞、秩边、关元、中极、三阴交、内关	气滞血瘀	血海、膻中
	湿热蕴结	太冲、阴陵泉
	脾肾两虚	气海、归来

【方法】

一般选用穿刺针埋线法埋植羊肠线，15 天埋植 1 次，3 次为 1 个疗程。

【注意事项】

（1）埋线对泌尿系统治疗效确，通过镇痛和排石达到治疗目的。为增强疗效，治疗期间宜多饮水，多做跑跳运动。

（2）对于疼痛发作不能缓解者应明确病因，采取综合治疗。需手术治疗者应及早手术。

第六节　五官科病证

一、目赤肿痛

目赤肿痛又称"赤眼"、"风火眼"、"天行赤眼"，俗称"红眼

病"。往往双眼同时发病，春夏两季多见。常见于西医学的流行性
（出血性）结膜炎。其临床表现以结膜充血、分泌物增多和目内异物
感为特征。

（一）病因病机

病因：风热外袭，热毒炽盛。

病机：经气阻滞，火郁不宣；脏腑积热，复感疫毒，内外合邪。

病位：目，与肝、胆关系密切。

病性：初发多属实证，病久常见虚证，亦有虚实夹杂者。

（二）辨证

		实证		虚证
		风热外袭	热毒炽盛	阴虚火旺
症状	主症	白睛红赤，沙涩灼热，怕光流泪，分泌物多且清稀	白睛红赤，胞睑肿胀，怕光刺痛，热泪如汤，分泌物多且胶结。重者白睛点状或片状溢血，黑睛生星翳	目锈磨痛，干燥瘙痒，怕光流泪
	兼症	发热，头痛，喷嚏，流涕，咽痒，咽痛	头痛心烦，口渴喜饮，尿黄大便便结	口干鼻燥，咽喉干痛，或舌鼻生疮
	舌脉	舌红、苔薄白或薄黄，脉浮数	舌红、苔黄，脉数	舌质红赤或绛，舌苔薄白，脉弦细数
治法	治则	疏风解表清热	清热凉血解毒	滋阴清热
	取经	足太阳膀胱经、手阳明大肠经	督脉、足太阳膀胱经、足厥阴肝经	足太阳膀胱经、足少阴肾经

（三）治疗

【取穴】

主穴	配穴	
	分型	取穴
攒竹、瞳子髎、太阳、合谷、太冲	风热外袭	风池、曲池
	热毒炽盛	大椎、侠溪、行间
	阴虚火旺	太溪

【方法】

一般选用穿刺针埋线法埋植羊肠线，15 天埋植 1 次，3 次为 1
个疗程。

【注意事项】

（1）埋线治疗目赤肿痛有显著的疗效，缓解病情快，可明显缩短病程。

（2）本病为眼科常见的急性传染病，常可引起流行，应注意眼的卫生。

（3）患病期间睡眠要充足，减少视力活动，忌怒，戒房劳，忌食辛辣之物。

二、眼睑下垂

眼睑下垂，又名"上胞下垂"，重者称"睑废"。常见于西医学的重症肌无力眼肌型、眼外伤、动眼神经麻痹等疾病中。临床表现为上睑提举无力、不能抬起，以致睑裂变窄，甚至遮盖部分或全部瞳仁，影响视力。

（一）病因病机

病因：肝肾不足、脾虚气弱、风邪袭络。

病机：气虚不能上提，血虚不能养筋。

病位：目，与肝、脾、肾关系密切。

病性：多属虚证，亦有实证者。

（二）辨证

		虚证		实证
		肝肾不足	脾虚气弱	风邪袭络
症状	主症	自幼上睑下垂，不能抬举，眼无力睁开，眉毛高耸，额部皱纹加深	起病缓慢，上睑提举无力，遮掩瞳仁，妨碍视瞻，朝轻暮重，休息后减轻，劳累后加重	上睑下垂，起病突然，重者目珠转动失灵，或外斜，或视一为二
	兼症	小儿可伴有五迟、五软	面色少华、眩晕、食欲不振、肢体乏力甚至吞咽困难	伴眉额酸胀或其他肌肉麻痹症状
	舌脉	舌淡、苔白，脉弱	舌淡、苔薄，脉弱	舌红、苔薄，脉弦
治法	治则	益肾固本，养血荣筋	健运脾胃，补气养血	宣通经络，疏风解表
	取经	足太阴脾经、足少阴肾经、督脉	督脉、足太阳膀胱经、足太阴脾经	足少阳胆经、手阳明大肠经

（三）治疗
【取穴】

主穴	配穴	
	分型	取穴
攒竹、丝竹空、阴白、三阴交	肝肾不足	太溪、命门、肾俞
	脾虚气弱	足三里、脾俞、百会
	风邪袭络	合谷、风池

【方法】

一般选用穿刺针埋线法埋植羊肠线，15 天埋植 1 次，3 次为 1个疗程。

【注意事项】

（1）埋线对本病有一定疗效。

（2）对先天性重症患者可考虑手术治疗。

三、近视

近视是以看近物清晰、视远物模糊为主要特征的一种眼病。

（一）病因病机

病因：肝肾亏虚，脾气虚弱，心阳不足。

病机：先天禀赋不足，后天发育不良，用眼不当，目络瘀阻，目失所养。

病位：目，与心、肝、肾、脾关系密切。

病性：多属虚证。

（二）辨证

		肝肾亏虚	脾气虚弱	心阳不足
症状	主症	视物昏暗，眼前黑花飞舞	视物模糊，双目疲劳	视力减退，瞳仁无神
	兼症	头晕耳鸣，多梦，腰膝酸软	食欲不振，腹胀腹泻，肢体乏力	神疲乏力，畏寒肢冷，心烦，失眠健忘
	舌脉	舌偏红、少苔，脉细	舌淡、苔白，脉弱	舌红、苔薄，脉弱
治法	治则	滋补肝肾，益气明目	补中益气，养血明目	温补心阳、安神明目
	取经	足厥阴肝经、足少阴肾经、足少阳胆经	足太阳膀胱经、足太阴脾经	足太阳膀胱经、手厥阴心包经、手少阴心经

（三）治疗

【取穴】

主穴	配穴	
	分型	取穴
四白、太阳、风池、光明	肝肾亏虚	肝俞、肾俞、太冲、太溪
	脾气虚弱	脾俞、胃俞、足三里、三阴交
	心阳不足	心俞、膈俞、内关、神门

【方法】

一般选用穿刺针埋线法埋植羊肠线，15天埋植1次，3次为1个疗程。

【注意事项】

（1）埋线对轻度、中度近视疗效肯定，对假性近视疗效显著。年龄愈小，治愈率愈高。

（2）在埋线治疗同时，必须注重用眼卫生。在看书等用眼时间较长后，应闭目养神或向远处眺望，坚持做眼保健操，做经络穴位按摩等。

四、青光眼

青光眼是以眼压升高、眼底改变、视力下降和视野缺损为主要临床表现的眼病。

（一）病因病机

病因：肝阳暴亢，痰火瘀滞，肾阳不足，肝肾阴虚。

病机：痰湿阻络，阴虚阳亢，气血失和，经脉不利。

病位：目，与肝、肾关系密切。

病性：初发多属实证，病久常见虚证。

（二）辨证

		实证		虚证	
		肝阳暴亢	痰火瘀滞	肾阳不足	肝肾阴虚
症状	主症	急性发作，眼压升高，头目剧痛，眼部重度充血，视力急降甚或失明	眼压升高，头、眼疼痛较甚，视力下降	眼压偏高，头目胀痛，瞳孔散大，视物昏朦	眼压偏高，头目胀痛，瞳孔散大，视物昏朦

		实证		虚证	
		肝阳暴亢	痰火瘀滞	肾阳不足	肝肾阴虚
症状	兼症	性情急躁易怒，小便黄，大便结	眩晕，胸脘满闷，恶心呕吐，小便黄，大便结	精神倦怠，食欲减退，畏寒肢冷，夜尿频繁	眩晕耳鸣，口燥咽干，心烦失眠，腰膝酸软
	舌脉	舌红，苔黄，脉弦数	舌红，苔黄腻，脉滑数	舌淡，苔薄白，脉细无力	舌红，少苔，脉细数
治法	治则	平降肝阳	清热泻火，化痰通络	温补肾阳	滋阴潜阳
	取经	足厥阴肝经，足少阳胆经	足阳明胃经，足太阴脾经	足太阳膀胱经，足少阳胆经	足太阳膀胱经，足少阴肾经

（三）治疗

【取穴】

主穴	配穴	
	分型	取穴
太阳、风池、太冲	肝阳暴亢	行间、侠溪
	痰火瘀滞	丰隆
	肾阳不足	命门、肾俞
	肝肾阴虚	太溪、肝俞、肾俞、三阴交

【方法】

一般选用穿刺针埋线法埋植羊肠线，15 天埋植 1 次，3 次为 1 个疗程。

【注意事项】

（1）埋线治疗本病有一定的疗效。原发性青光眼如能早期诊断，大多数是完全可以治愈的。

（2）平时患者应调节情志，戒怒戒躁，避免过劳，忌食辛辣食物。

五、视神经萎缩

视神经萎缩是由于多种原因所造成的视神经纤维的退行性病变和传导功能障碍。如不及时治疗，将导致患眼永久失明。

（一）病因病机

病因：外感六淫、七情郁结、饮食不节、劳逸失度、热病久病、头目外伤及先天禀赋不足等引起。

病机：目中玄府闭塞，致目视不明。其形成与肝肾亏损，精血不足；脾肾阳虚精微不化；久病心营亏损；热病后期，阴精耗伤；七情郁结，肝失条达密切相关。此外，头眼部外伤，肿瘤压迫，颅内手术等使目系受损，脉络瘀滞，玄府闭阻也可形成本病。也可由青风内障、高风内障、暴盲等病演变而成。

病位：肝、脾、肾。

病性：实证、虚证。

（二）辨证

		实证		虚证
		肝气郁结	血瘀阻络	肝肾阴虚
症状	主症	目视不明，眼目无神，眼底有视神经萎缩之改变	外眼无异，视物昏矇渐至失明，头眼部多有外伤史，眼底有视神经萎缩的病变	视力渐降，甚至失明，眼底有视神经萎缩之改变
	兼症	全身可见情志不舒，头晕目胀，口苦胁痛	全身可见头痛健忘	全身可见头晕耳鸣，腰膝酸软，盗汗口干
	舌脉	舌淡苔黄，脉弦数	舌紫暗，脉涩	舌红少苔，脉细弱
治法	治则	疏肝解郁，活血明目	活血化瘀，通窍明目	补益肝肾，开窍明目
	取经	以足少阳经、足厥阴经为主	以足少阳经为主	以足少阳、足少阴经为主

（三）治疗

【取穴】

主穴	配穴	
	分型	取穴
风池、太冲、光明	肝气郁结	行间、侠溪
	血瘀阻络	合谷、膈俞
	肝肾亏虚	肝俞、肾俞、太溪

【方法】

一般选用穿刺针埋线法埋植羊肠线，15 天埋植 1 次，3 次为 1 个疗程。

【注意事项】

（1）视神经萎缩至今尚无满意的疗法。埋线有一定的近期疗效，可控制病情发展和促进康复。

（2）慎起居，戒恼怒，不过劳，可延缓致盲。

六、视网膜色素变性

视网膜色素变性是以视网膜光感受器和色素上皮功能进行性受损为主要特征的一组遗传性视网膜疾病。

（一）病因病机

病因：先天禀赋不足、日久肝肾两虚引起。

病机：先天禀赋不足，命门火衰，导致脾失温煦，脾虚则生化之源匮乏，精津气血不足，日久肝肾两虚，阴阳不济，脉道干枯，窍道闭阻，目失所养。

病位：肝、脾、肾。

病性：以虚证为主。

（二）辨证

症状		肾阳不足	肝肾阴虚	脾气虚弱
	主症	初起入暮或黑暗处视物不清、行动困难，至天明或光亮处视力复常。日久加重，视野逐渐缩小甚至如管状，仅见眼前事物，不能看见周围空间，行动极为困难，最终可失明		
	兼症	形寒肢冷、腰膝酸软	眼内干涩不适、头晕耳鸣、失眠多梦	面色淡白、纳差食少、神疲乏力
	舌脉	舌淡，脉沉	舌红，少苔，脉细数	舌淡，苔白，脉弱
治法	治则	补益肝肾	滋阴养血、补精明目	健脾益气
	取经	以足少阳经、任脉、足太阳经为主	以足少阳经、足厥阴经、足少阴经为主	以足少阳经、足太阴经为主

（三）治疗

【取穴】

主穴	配穴	
	分型	取穴
翳风、风池、养老、足三里、太冲、光明	肾阳不足	肾俞、命门、关元
	肝肾阴虚	肾俞、肝俞、太溪
	脾气虚弱	脾俞、三阴交

【方法】

一般选用穿刺针埋线法埋植羊肠线，15 天埋植 1 次，3 次为 1 个疗程。

【注意事项】

（1）由于本病是一种遗传病，其病因和发病机制不明，故无特异性治疗方法，埋线对本病有一定疗效。

（2）为尽可能防止本病的发生，应做好本病的遗传咨询工作。

七、中耳炎

中耳炎有化脓性和分泌性两种。化脓性中耳炎系由化脓性致病菌侵入引起的中耳黏膜及骨膜的炎症性病变，以耳内流脓为主症。属于中医学"脓耳"、"聤耳"。分泌性中耳炎，亦称"非化脓性中耳炎"，以听力减退或伴发耳鸣为主要症状，属于中医学"耳胀"、"耳闭"。

（一）病因病机

病因：外感六淫、七情郁结、脾虚湿困、肾阴亏虚引起。

病机：急性化脓性中耳炎，多由于肝胆火盛、邪热外侵所致。慢性化脓性中耳炎，多由于脾虚湿困、上犯耳窍，或肾元亏损、邪毒停聚所致。分泌性中耳炎急性者多因风邪袭表，肺失宣肃，循经上犯，邪闭耳窍；或外感风邪，传于少阳，循经入耳，闭阻清窍。慢性者多由正气不足，鼻、鼻咽部病变，肺系余邪未清，或急性者反复发作，致邪毒滞留，气血痰瘀阻耳窍而成。

病位：肝胆、脾、肾。

病性：实热证、虚证。

（二）辨证

		实证			虚证	
		风热上壅	肝胆火盛	痰瘀交阻	脾虚湿滞	肾阴亏虚
症状	主症	耳痛，耳内闷胀闭塞，听力下降	耳内剧痛，如钻如刺，耳内流脓	耳内闷胀闭塞，耳鸣，听力下降且逐渐加重	耳内流脓，脓水清稀，经年不愈	耳内流脓，脓液秽臭，状如腐渣
	兼症	头痛，发热，咽干咽痛	发热，面红，烦躁易怒，口苦咽干，小便黄赤，大便秘结		四肢倦怠，面黄肌瘦，纳差食少，大便溏薄	头晕神疲，腰膝酸软

续　表

		实证			虚证	
		风热上壅	肝胆火盛	痰瘀交阻	脾虚湿滞	肾阴亏虚
症状	舌脉	舌红，苔薄黄，脉浮数	舌红，苔黄厚，脉弦数或滑数	舌淡或紫，或有瘀点，脉涩或濡	舌淡，苔薄或腻，脉濡	舌红或淡，苔少或无，脉沉或细
治法	治则	清热泻火	清热泻火	化痰通瘀	健脾利湿	养阴清热
	取经	以手少阳经为主	以手少阳经、足厥阴经为主	以手少阳经、足阳明经为主	以手少阳经、足太阴经为主	以手少阳经、足少阴经为主

（三）治疗

【取穴】

主穴	配穴	
	分型	取穴
耳门、听会、翳风、外关、合谷	风热上壅	大椎、曲池
	肝胆火盛	行间、侠溪
	痰瘀交阻	三阴交、丰隆
	脾虚湿滞	三阴交、阴陵泉
	肾阴亏虚	太溪、肾俞

【方法】

一般选用穿刺针埋线法埋植羊肠线，15 天埋植 1 次，3 次为 1 个疗程。

【注意事项】

（1）埋线治疗各种中耳炎均有较好的疗效，特别在急性期，其疏风清热，解毒止痛的作用非常明显。若能早期配合抗生素的应用，则可很快控制病情，减少化脓穿孔机会。对已化脓穿孔者，埋线治疗可促进吸收、痊愈。

（2）尽可能清除耳内积脓或积液，保持耳道引流通畅。

（3）锻炼身体，增强体质。积极预防并及时治疗感冒和鼻及鼻咽部的慢性病变，避免引起急性中耳病变。生病期间避免不适当的擤鼻，避免水、泪进入耳中。

（4）急性化脓性中耳炎，应注意病情变化，防止产生变证而危及生命。

八、耳鸣、耳聋

耳鸣是自觉耳内鸣响，妨碍听觉的症状；耳聋是听力不同程度的减退，甚至完全丧失，其轻者又称为"重听"，重者则称为"耳聋"。

（一）病因病机

病因：外感六淫、七情郁结、饮食不节及劳损、先天禀赋不足、肾精亏虚、脾胃虚弱引起。

病机：实多为恼怒、惊恐，肝胆风火上逆，以致少阳经气闭阻；虚为肾虚气弱，肝肾亏虚，精气不能上濡于耳而成。

病位：肝胆、肾。

病性：实热证，虚证。

（二）辨证

<table>
<tr><td colspan="2"></td><td colspan="3">实证</td><td colspan="2">虚证</td></tr>
<tr><td colspan="2"></td><td>风邪外袭</td><td>肝胆火盛</td><td>痰火郁结</td><td>肾精亏虚</td><td>脾胃虚弱</td></tr>
<tr><td rowspan="3">症状</td><td>主症</td><td>开始多有感冒症状，继之卒然耳鸣，耳聋，耳闷胀</td><td>耳鸣、耳聋每于郁怒之后突发或加重，耳胀痛</td><td>耳鸣如蝉，闭塞如聋</td><td>耳聋渐至，耳鸣夜间尤甚</td><td>耳鸣、耳聋时轻时重，遇劳加重，休息则减</td></tr>
<tr><td>兼症</td><td>头痛，发热，恶风，口干</td><td>头痛面赤，烦躁易怒，口苦咽干，大便秘结</td><td>头晕目眩，胸闷痰多</td><td>失眠，头晕，腰膝酸软</td><td>神疲乏力，食少腹胀，大便易溏</td></tr>
<tr><td>舌脉</td><td>舌红，苔薄白或薄黄，脉浮数</td><td>舌红，苔黄厚，脉弦数</td><td>舌红，苔黄滑，脉弦滑</td><td>舌红，苔少或无，脉细弦或细弱</td><td>舌淡，苔薄白或微腻，脉细弱</td></tr>
<tr><td rowspan="2">治法</td><td>治则</td><td>疏风泻火</td><td>清热泻火</td><td>化痰开窍</td><td>补肾填精</td><td>健脾益气</td></tr>
<tr><td>取经</td><td>以手足少阳经为主</td><td>以手足少阳经、足厥阴经为主</td><td>以手足少阳经、足阳明经为主</td><td>以手足少阳经、足少阴经为主</td><td>以手足少阳经、足太阴经为主</td></tr>
</table>

（三）治疗

【取穴】

<table>
<tr><td rowspan="2">主穴</td><td colspan="2">配穴</td></tr>
<tr><td>分型</td><td>取穴</td></tr>
<tr><td rowspan="2">耳门、听会、听宫、翳风、中渚、侠溪</td><td>风邪外袭</td><td>风池、外关、合谷</td></tr>
<tr><td>肝胆火盛</td><td>行间、丘墟、足临泣</td></tr>
</table>

主穴	配穴	
	分型	取穴
耳门、听会、听宫、翳风、中渚、侠溪	痰火郁结	丰隆、内庭
	肾精亏损	肾俞、太溪、关元
	脾胃虚弱	气海、足三里、脾俞

【方法】

一般选用穿刺针埋线法埋植羊肠线，15 天埋植 1 次，3 次为 1 个疗程。

【注意事项】

（1）埋线治疗耳鸣、耳聋有一定疗效，但对于鼓膜损伤、听力完全丧失者疗效不佳。

（2）引起耳鸣、耳聋的原因十分复杂，因此在埋线治疗中，也应明确诊断，配合原发病的治疗。

（3）生活规律和精神调节对耳鸣、耳聋患者的健康具有重要意义。应避免劳倦，节制房事，调适情绪。保持耳道清洁，但禁止挖耳。

九、鼻炎

鼻炎是指鼻腔黏膜的炎性病变，分为急性、慢性和过敏性鼻炎。急性鼻炎是鼻腔黏膜的急性感染性炎症，慢性鼻炎包括单纯性鼻炎、肥厚性鼻炎和萎缩性鼻炎，为鼻黏膜和黏膜下的慢性炎性疾病，可由急性鼻炎日久不愈迁延而来，或由灰尘或化学物质长期刺激而致。过敏性鼻炎又名"变态反应性鼻炎"，是由多种特异性致敏原引起的鼻黏膜变态反应性疾病。

（一）病因病机

病因：外因感受风寒、风热之邪，内因脏腑功能失调。

病机：风寒或风热之邪入侵，上犯鼻窍，宣降失常，清窍不利。

病位：主要与肺、胃、肝、胆、脾等脏腑邪实或虚损有关。

病性：实证，虚实夹杂。

(二) 辨证

		实证		虚证
		风邪外袭	气滞血瘀	气虚邪滞
症状	主症	外感风寒者,鼻塞较重,喷嚏频作,涕多而清稀,鼻音重浊。外感风热者,鼻塞而干,时轻时重,或鼻痒气热,涕少黄稠	持续性鼻塞,涕多而黏,色白或黄稠,嗅觉不敏,声音不畅	鼻塞时轻时重或昼轻夜重,涕黏而稀,遇寒加重
	兼症	外感风寒者,头痛,身痛,无汗,恶寒。外感风热者,发热恶风,头痛咽痛,口渴喜饮		头晕头重。肺气虚者,自汗;脾气虚者,气短声低,倦怠懒言,纳差,腹胀,腹泻。肾气虚者,形寒肢冷,腰膝酸软
	舌脉	外感风寒者,舌淡,苔薄白,脉浮紧。外感风寒者,舌红,苔白或微黄,脉浮数	舌质红或有瘀点,脉弦细涩	舌淡红,苔薄白,脉虚弱
治法	治则	疏风解表,宣通鼻窍	行气活血,化瘀通窍	补肺,健脾,益肾
	取经	以手阳明经为主	以手阳明经、足太阳经为主	以手阳明经、足太阳经为主

(三) 治疗

【取穴】

主穴	配穴	
	分型	取穴
迎香、印堂、合谷	风寒外袭	列缺、风池、曲池、外关
	气滞血瘀	膈俞、通天
	气虚邪滞	百会、肺俞

【方法】

一般选用穿刺针埋线法埋植羊肠线,15 天埋植 1 次,3 次为 1 个疗程。

【注意事项】

(1) 埋线治疗本病有效,急性鼻炎一般埋线 2~3 次即可获得显著疗效,尤其对改善鼻道的通气功能较为迅速。慢性者病程较长,对慢性单纯性鼻炎的疗效比肥厚性鼻炎为好。

（2）急性期应适当休息，食易消化且富有营养之品；多饮热开水，保持大便通畅。

（3）过敏性鼻炎应积极查找过敏原，避免接触。

（4）注意锻炼身体，适当户外运动，增强抵抗力。

（5）积极治疗上呼吸道疾病。

十、牙痛

牙痛是口腔疾患中最常见的症状。西医学中的龋齿、牙髓炎、牙周炎、牙槽或牙周脓肿、冠周炎及牙本质过敏等均可引起牙痛。

（一）病因病机

病因：因火热所致。

病机：多因风火邪毒侵及牙体或牙龈，邪聚不散，气血滞留，瘀阻脉络而为病；亦有恣酒嗜辛，肠胃积热，郁久化火，火毒循胃经上攻于齿所致。肾阴不足，虚火上炎亦可引起牙痛。

病位：牙痛主要与手足阳明经和肾经有关。

病性：实火、虚火。

（二）辨证

		实证		虚证
		风火外袭	胃火炽盛	虚火上炎
症状	主症	发作急骤，牙痛剧烈，牙龈红肿，喜凉恶热	牙痛剧烈，牙龈红肿甚至出血，遇热更甚	牙齿隐隐作痛，时作时止，午后或夜晚加重，日久不愈可见牙龈萎缩，甚至牙根松动
	兼症	发热，口渴，腮颊肿胀	口臭，尿赤，便秘	头晕眼花，腰膝酸软
	舌脉	舌红，苔薄黄，脉浮数	舌红，苔黄，脉洪数	舌质红嫩，少苔或无苔，脉细数
治法	治则	清热泻火，消肿止痛		养阴清热，降火止痛
	取经	以手足阳明经为主		以手足阳明经、足少阴经为主

（三）治疗

【取穴】

主穴	配穴	
	分型	取穴
颊车、下关、合谷、二间、内庭	风火外袭	翳风、风池
	胃火炽盛	曲池

主穴	配穴	
	分型	取穴
颊车、下关、合谷、二间、内庭	虚火上炎	太溪、照海

【方法】

一般选用穿刺针埋线法埋植羊肠线，15 天埋植 1 次，3 次为 1 个疗程。

【注意事项】

（1）埋线对牙痛有显著的治疗效果，一般 1 次即可止痛或痊愈。但对龋齿只能暂时止痛。

（2）牙痛的发生原因很多，应针对不同的原发病进行治疗。

（3）注意口腔卫生，避免过度的硬物咀嚼和冷、热、酸、甜等刺激。

（4）注意与三叉神经痛相鉴别。

十一、咽喉肿痛

咽喉肿痛以咽喉红肿疼痛、吞咽不适为特征。属于中医学喉痹、急喉风、慢喉风、乳蛾、喉蛾的范畴。

（一）病因病机

病因：多由风热、肺胃郁热和肾阴不足引起。

病机：火热上炎，蕴结或灼于咽喉，脉络阻滞。

病位：肺、胃、肾。

病性：虚火、实火。

（二）辨证

		实证		虚证
		风热壅肺	胃火痰热	阴虚火旺
症状	主症	咽部红肿疼痛，干燥灼热	咽部红肿，灼热疼痛，咽喉有堵塞感	咽部微肿、疼痛，喉间有异物感，咽干喉燥，声音嘶哑
	兼症	发热，汗出，头痛，咳嗽有痰，小便黄	高热，口渴喜饮，头痛，痰黄黏稠，大便秘结，小便短赤	不欲饮水，手足心热，午夜尤甚

		实证		虚证
		风热壅肺	胃火痰热	阴虚火旺
症状	舌脉	舌质红，苔薄白或微黄，脉浮数	舌红，苔黄，脉数有力	舌红，少苔，脉细数
治法	治则	清热泻火，消肿止痛		育阴潜阳，降火止痛
	取经	以手太阴经、手太阳经、手阳明经为主	以手太阴经、手足阳明经为主	以手太阴经、手阳明经、足少阴经为主

（三）治疗

【取穴】

主穴	配穴	
	分型	取穴
天容、列缺、照海、合谷	风热壅肺	尺泽、外关
	胃火炽盛	内庭、曲池
	阴虚火旺	太溪、涌泉、三阴交

【方法】

一般选用穿刺针埋线法埋植羊肠线，15 天埋植 1 次，3 次为 1 个疗程。

【注意事项】

（1）埋线对咽喉肿痛者效果明显，但应注意一些原发病的配合治疗。

（2）积极锻炼身体，增强体质，提高机体抵抗力。

（3）避免有害气体的不良刺激，忌食辛辣刺激性食物。

（4）注意休息，减少或避免过度讲话，合理发音。